JN124371

改訂 給食経営管理論実習

石田裕美

編著

縄田敬子・堀端　薫・髙橋孝子・辻 ひろみ・平澤マキ
佐々木ルリ子・亀田明美・金光秀子・寒河江豊昭
共著
（執筆順）

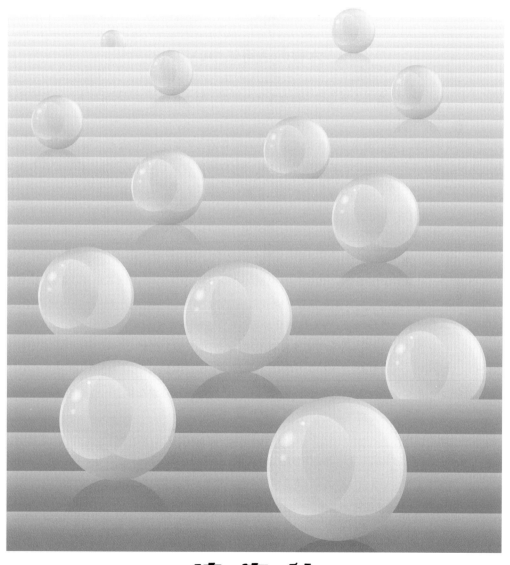

建帛社
KENPAKUSHA

本書の活用について

　本書は，帳票の作成を通して，給食運営の方法，給食経営管理への展開を学べる構成になっています。

　帳票を作成するにあたって踏まえる必要のあるデータ等を，資料として掲載しました。実習を進める際の前提となる給食の諸条件設定や喫食者アセスメント等に利用できる表の形式を，ワークシートとして本文中に掲載しております。

　また，建帛社ウェブサイトより，すべての帳票およびワークシートをダウンロードすることが可能です。ダウンロード方法は以下の通りです。ご活用ください。

① 建帛社ウェブサイト（https://www.kenpakusha.co.jp/）の書籍検索から［改訂 給食経営管理論実習］を検索します。
② 本書が表示されたら，さらに書籍詳細ページを開きます。
③ 書籍詳細ページにある『関連資料：「帳票等データ」がダウンロードできます。』をクリックします。
④ フォルダがダウンロードされますので，その中から必要な帳票，ワークシートを選んでお使いください。

＊データはZIP形式でアーカイブされています。自動で展開（解凍）されない場合は，フォルダを長押し，または右クリックして「すべて展開」を選択し，指示に従って操作してください。
※営利目的でのデータの使用・再配布を固く禁止いたします。

は し が き

　本書は，管理栄養士養成課程または栄養士養成課程における給食の運営実習および給食経営管理実習で用いる実習書として作成した。

　給食の運営実習および給食経営管理実習では，管理栄養士や栄養士の専門的かつ主要な業務の1つである，給食施設における特定多数の給食利用者の栄養管理を目的とした食事提供に係る業務を，体験的に理解することになる。講義において，給食の運営に関わる業務を体系的に理解し，その理論を実践に置き換えて体験することになる。限られた時間内で大量調理を実践し，盛り付けサービスを行い，利用者にその食事を食べてもらい，その後の片付けまでを行う。この業務の流れを実体験しつつ，利用者に喜ばれ，満足してもらえる食事やその提供サービスがどのようにあるべきか，考えてみることが大切である。

　給食の運営を体系的に学ぶために，本書では，サブシステムである各種管理業務をトータルシステムとして統合していく流れを，多くの帳票に基づいて考えながら組み立てられるようにした。通常の給食施設で用いられる帳票より，多くの帳票がそろえられている。実習を行いながら，さまざまな現象を数値としてとらえ，データ化して業務を客観的に把握し，課題を発見して改善につなげていけるようにした。給食の運営から給食経営管理へ展開できるように，本書はデータから考えて学ぶことを目標としている。そのため，給食施設では，ルーチンワークとして行われていない作業も組み込まれている。一見，煩雑な作業と思うこともあるかもしれないが，「なぜ，どうして」と思ういろいろな現象を，論理的に思考できるようになるトレーニングとして取り組んでいただきたい。

　給食の運営は，一人では絶対にできない業務である。1つの目標に向かって，多くの実習生が各々異なる作業を行い，協力して安全でおいしい給食をつくり上げていく。この中で，マネジメントの難しさに触れ，またそのおもしろさに気づいてもらえることを願っている。

　最後に，本書の出版にあたり，長期にわたってお世話になった建帛社の皆様に心より感謝申し上げる。

2017年3月

著 者 一 同

改訂にあたって

　本書は，管理栄養士養成課程または栄養士養成課程における給食の運営実習および給食経営管理実習で用いる実習書として，2017年に初版を発行した。人々の栄養課題は，社会の影響を受けて変化し，また給食の運営についても社会の経済状況等の影響を受けて変化している。こうした変化に沿って，健康増進や栄養管理にかかわる制度も変更されている。この間には「日本人の食事摂取基準」の改定や「日本食品標準成分表」の改訂もあった。この度，これらに基づき，本書の内容を見直した。

　給食の運営および給食経営管理の基本を体系的に学べる教科書となるように，本書は作成されている。基本を体系的に理解することで，社会のさまざまな変化に，学習者が自ら考えて対応できる力をつけていただけるようになることを期待している。

2022年3月

編著者　石田裕美

目　次

帳票を作成するための資料

ワークシート

序章 実習の目標と方法

1 実習の目標

　給食施設にはさまざまな種類がある。施設設置の目的に応じて，給食利用者のライフステージや身体状況等に特徴があり，それによって提供する食事の品質も異なる。提供する食数の規模もさまざまであるが，多くの場合，小量調理とは異なる品質管理が求められる。

　本実習書は，給食利用者の栄養管理を目的とした食事提供を実習し，給食運営および経営管理を体験的により深く理解するとともに，給食運営および経営管理における管理栄養士の役割や専門性を考える機会となるように，内容を構成している。

　本実習書を用いた実習の目標は，次の6点である。

① 給食施設を利用する特定多数の人びとに対して栄養管理を目的とした食事提供を行うための給食経営のサブシステムと，それらが相互に関連してトータルシステムとして機能することを理解する。

② PDCAサイクルに沿った給食運営を実践するための帳票が作成できるようになる。

③ 給食運営に際して活用できる資源を理解し，その限られた資源に適した献立作成，品質設計ができるようになる。

④ 大量調理における品質管理および衛生管理のポイントが説明できるようになる。

⑤ 給食運営における管理栄養士の役割が説明できるようになる。

⑥ 目標を達成するために多数の人（グループのメンバー）と協働するスキルを向上させる。

2 実習の方法

(1) 実習の進め方

　大学生を対象とした給食運営を実習する。対象者の特徴（アセスメントに必要な情報），厨房設備・食堂設備などの条件，提供食数は，教員の指示に従う。

　実習は，「食事提供の計画立案と事前打ち合わせ（Plan）⇒食事提供と後片付け（Do；食事の提供実習）⇒実施のまとめと反省会（Check）⇒改善案のまとめ（Act）」からなる。

　具体的には，次のような流れで実習を進める。

① **グループ編成**：複数人で構成するグループを編成し，グループ単位での食事の提供実習（以後，提供実習）を中心として，管理栄養士の役割と調理員の役割の両方を担当する。

② **計画立案**：管理栄養士として，提供実習までに，各種サブシステムの計画を立てる。実習の進め方に対応した帳票の一覧を，図1に示す。実習を1期間としてとらえ，提供実習で担当

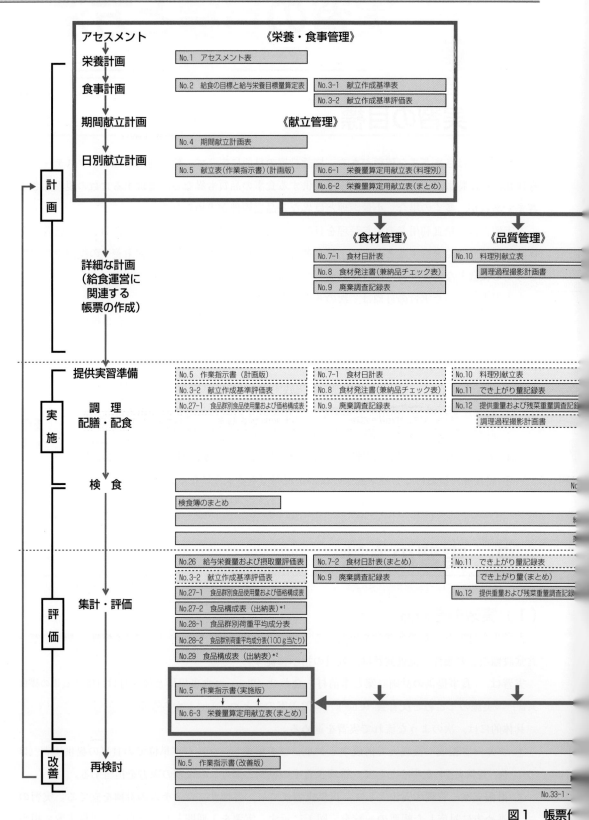

図1　帳票f

☐　作成する帳票

┈┈┄ 作成した帳票を使用する，記録するなど

*¹　既存の食品群別荷重平均成分表を用いた食品構成表
　　（出納表）
*²　実習で作成した食品群別荷重平均成分表を用いた食品構成表（出納表）

《生産管理》	《衛生管理・安全管理》	《顧客管理》	《喫食サービス》
14　調理工程表	No.16　衛生管理基準表	本日の献立	食器指示書
15-1　作業工程表（料理別）	No.18　大腸菌群簡易試験記録表	本日の料理の提供重量	下膳コーナー指示書
15-2　作業工程表（調理員別）	No.19　ATPふき取り検査記録表	No.22　食堂配置図（例）	残菜・下膳表示
	No.20　食器洗浄テスト記録表	No.23　栄養情報提供計画表（栄養教材作成計画書）	供食実習の朝準備（主調理・下処理）
	食品の加熱調理の記録表		サービス計画書

作業時間調査記録表（調理員別）	No.16　衛生管理基準表	No.24　時間別利用者数記録表	食器指示書
	No.17　安全・衛生チェック表（5種類）	ホワイトボード	下膳コーナー指示書
	No.18　大腸菌群簡易試験記録表	本日の献立	残菜・下膳表示
	No.19　ATPふき取り検査記録表	本日の料理の提供重量	供食実習の朝準備（主調理・下処理）
	No.20　食器洗浄テスト記録表	No.25　喫食者アンケート	サービス計画書
	食品の加熱調理の記録表		
	No.21　インシデント・アクシデントレポート		

簿

作業時間調査記録表（調理員別）	No.16　衛生管理基準表	No.25　喫食者アンケート：献立（例）	《給食の原価の構成》
料理別作業時間調査記録表まとめ	No.17　安全・衛生チェック表（5種類）	喫食者アンケートまとめ	No.30　水光熱費のまとめ
作業時間調査記録表まとめ	No.18　大腸菌群簡易試験記録表		No.31　原価評価表
	No.19　ATPふき取り検査記録表		
	No.20　食器洗浄テスト記録表		
	No.21　インシデント・アクシデントレポート		

のまとめ

のポイント

理報告書（給食施設）（保育所・幼稚園等）（病院・介護施設）

れ

する献立が期間献立のどれに相当するか確認する。

③ **計画発表会**：調理員となるメンバーに事前に計画を発表（事前打ち合わせ）し，提供実習に臨む。

④ **提供実習**：計画に基づき，提供実習（調理・配食サービス）を行う。

⑤ **反省会**：提供実習中に得たデータをもとに，各種サブシステムおよびトータルシステムの計画・実施について，反省・改善すべき点を明らかにする。そのうえで，反省会（評価会）を行い，管理栄養士担当のメンバーおよび調理員担当のメンバーとで課題を共有する。

⑥ **実習のまとめと考察**：グループ単位の反省を踏まえ，期間全体の食事提供について考察する。

（2）役割分担と学習目標

グループの人数に応じて役割分担を行う（表1）。

① メンバーの担当および自分の役割を確認する。

② 実習における自分自身の学習目標，グループとしての目標を立てる。

③ 実習終了後に目標の達成状況を評価する。

表1　管理業務分担表（ワークシート1）　　　　　　　　　　　　　　　　班

担　当	リーダー*	学籍番号	氏　名
栄養・食事管理			
献立管理			
食材管理			
品質管理			
生産管理			
衛生・安全管理			
顧客管理			

*グループリーダーは◎，グループサブリーダーは○，管理業務リーダーは☆

I 実習の設定

1 想 定 条 件

　実習に当たり，実習の想定条件を設定する。本実習書の例を表I-1に示す。また，施設・設備の例を図I-1，表I-2に示す。例を参考に，実習を行う施設の設備を確認する。

表I-1　実習の想定条件：学生食堂（ワークシート2）

	例	本学の計画
対象者	女子大学生（18～21歳）	
給食施設設置の目的	学生生活支援の一環として，学生の健康に配慮した食環境を整える。	
食数規模	100食	
提供方法	単一定食 対面カウンター方式 セルフサービス	
食事区分	昼食	
提供時間	12：00～13：00	
食材費	350円／食	
施設・設備	図I-1，表I-2参照	
実習生	管理栄養士担当：10～15人 調理員担当：10～15人	

2 対 象 者

　想定した給食利用者のアセスメントに必要な情報（身体活動状況，身体特性，栄養素等摂取状況など）を表I-3に示す。特定される235人のアセスメント結果であるが，このうちの100人（個人は特定できない）が給食を利用するとして考える。

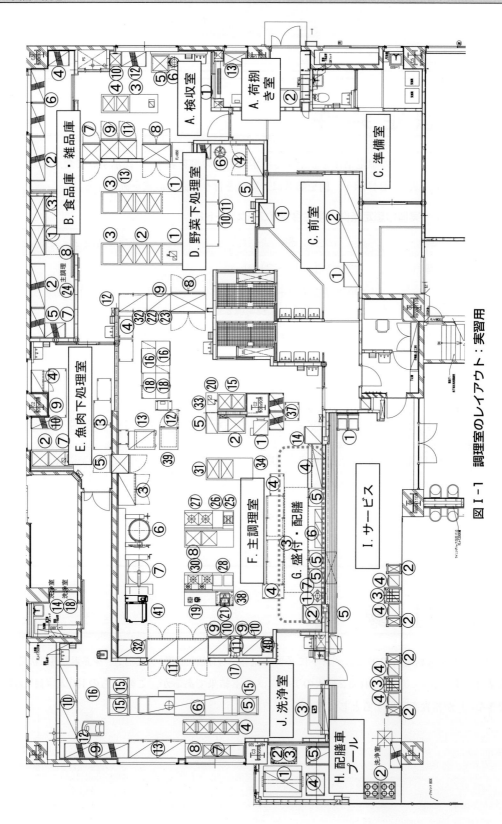

図Ｉ-1　調理室のレイアウト：実習用

表 I-2　調理室(実習用)の機器リスト

セクション	No.	品 名	MODEL	間口	奥行	高さ	台数
A 荷受室・検収室	1	秤(デジタル)60kg用	BSC-101P	450	360	740	1
	2	台秤(デジタル)10kg用	TLD-101	315	240	83	1
	3	台		1200	750	850	1
	4	一槽シンク		1200	750	850	1
	5	ピーラーシンク		750	750	380	1
	6	ピーラー(魚肉用)	FPH200-3	540	460	758	1
	7	冷蔵庫(両面)	(FR7685WH)	760	850	1950	1
	8	冷蔵庫(両面)	FR1280WHP	1200	800	1950	1
	9	冷凍庫	FRF7680H3	760	800	1950	1
	10	検食用冷凍庫	SCR-T117B	476	553	1176	1
	11	冷蔵庫	FR7680H	760	800	1950	1
	12	シェルフ(ベンチ5段)	CSU54427V	1070	610	1830	2
	13	一槽シンク		1000	600	850	1
B 食品庫・雑品庫	2	シェルフ(ベンチ5段)	FR1265HP	1200	650	1950	1
	3		CSU44727V	1820	610	1830	2
	4	冷凍庫	FRF1265H3	1200	650	1950	1
	5	シェルフ(ベンチ5段)	CSU54367V	910	610	1830	2
	6	シェルフ(ベンチ5段)	CSU54487V	1380	610	1830	2
	7	シェルフ(コーナーベンチ5段)	CSU54547V	1380	610	1830	2
			CSC54367V	884	610	1830	1
C 準備室	1	クリーンロッカー(靴用)	(FSCR1060S)	1000	650	1800	2
		クリーンロッカー(衣服用)	(FSCR1880)	2700	900	850	1
D 野菜下処理室	2	水切付三槽シンク 台付二槽シンク	ROX-20TB	210	410	410	2
	3	オキシライザー(強電解水生成装置)		800	900	850	1
	4	水切台		2000	750	850	3
	5	器具消毒保管庫	FEDB1375	1300	750	1900	1
	6	殺菌庫(乾燥付)	FSCD8550B	850	500	1460	1
	7	水圧洗米器	FRW15W	φ460		800	1
	8	バスボックス	CSU54246V	610	610	1630	1
	9	冷蔵庫	(FR1585WHP)	1585	850	1950	1
	10	移動式調理台		1000	750	850	1
E 魚肉下処理室	1	台(移動式)		2000	750	850	1
	2	水切付一槽シンク		1000	750	850	1
	3	移動台		1800	550	850	1
	4	殺菌庫(乾燥付)	FEDB0955	900	750	1900	1
	5	冷蔵庫(両面)	FR7685WH	760	850	1950	1
	6	移動台		900	600	850	1
	7	オキシライザー(強電解水生成装置)	ROX-20TB	210	410	410	1
	8	シェルフ(ベンチ5段)	CSU58427V	1070	460	1830	1

セクション	No.	品 名	MODEL	間口	奥行	高さ	台数
F 主調理室	1	マルチ炊飯器D	(FRC21A-T)	750	695	1351	1
	2	水切付一槽シンク		1200	750	850	1
	3	器具消毒保管庫(乾燥付)	FEDB1375	1300	750	1900	1
	4	移動台		900	600	850	4
	5	殺菌庫(乾燥付)	FSCD8550B	850	500	1460	1
	6	ガス回転釜(ウォールマウント仕様)	KIG1-30	1455	1160	810	1
	7	IH回転釜(ウォールマウント仕様)	(FITK110)	1617.5	1178	872	2
	8	二槽シンク付台		2100	750	850	1
	9	コンビオーブン	FSCC101	847	771	1017	2
	10	コンビオーブン専用架台(扉付)	BC-1D	849	727	698	2
	11	ラックトローリー6/101	60-60-020	546	893	989	1
	12	ブラストチラー	AL-14M	780	970	1925	1
	13	真空冷却機	CMJ-4QQE	1130	870	1640	1
	14	アイスメーカー	SIM-C240YN-FYB	700	749	1770	1
	15	一槽シンク		1200	750	850	1
	16	コールドテーブル	FRT1360CAF	1300	600	850	2
	17	秤(デジタル)60kg用	BSC-101P	450	360	740	2
	18	台下冷蔵庫		1050	600	850	2
	20	台		1350	600	850	1
	21	移動台		800	500	850	1
	22	カッティングミキサー	RM-3100M	250	191	362	1
	23	ブレンダー	Vita-Mix	185	220	510	1
	24	真空包装機	V-380G	425	565	377	1
	25	IHフライヤー	(FIFS176T)	450	750(600)	850	1
	26	鉤台		450	750	850	1
	27	ガスローレンジ	FGTL12-75A	1200	750	450	1
	28	IHテーブル	FIC907510T	900	750	850	1
	29	欠番					
	30	ガステーブル	FGTR12-75A	1200	750	850	2
	31	二槽シンク付台		2000	900	850	1
	32	戸棚		1200	750	2000,1950	1_1
	33	移動式シェルフ(ベンチ4段)	ROX-20TB	210	410	410	2
	34	移動台		750	600	600	1
	35	欠番					
	36	欠番					
	37	移動式シェルフ(ベンチ4段)	CSUR48246V	610	460	1700	2
	38	移動台		400	600	850	1
	39	移動式シェルフ(ベンチ4段)	CSUR44306V	760	610	1700	2
	40	PTフレッシュスカート	5FL-GS	421	646	983	1
	41	バリオクッキングセンター	FVCC211P	1164	914	1100	1

セクション	No.	品 名	MODEL	間口	奥行	高さ	台数
G 盛付・配膳室	1	電子ジャー	THS-C80A	460	380	390	1
	2	温蔵庫	FWC75802H	1200	800	1950	1
	3	台下棚(両面)		1800	750	850	2
	4	コールドユニット(上:コールドショーケース 下:恒温恒湿庫)		1800	750	1700	1
	5	台下冷蔵庫		750	750	850	2
	6	ウォーマーテーブル	FWT1875F	1800	750	850	1
H 配膳車プール	1	フードバー	5FBR	1620	850	1340	1
	2	欠番					
	3	エルゴサーブシャトル24	ERSHS24	920	795	1626	4
	4	適温カート	FCRWT10	1090	680	918	1
	5	冷温蔵配膳車	ERST1820	1330	770	1350	4
サービスブース	1	エルゴサーブステーション18-20	ERST1820	805	552	2022	4
	2	トレイディスペンサー	FTMC10B	430	670	857	2
		ラックディスペンサーカート	FRMC110	620	370	850	4
		サービステーブル		650	750	850	4
		オーガナイザー	APT-100HMCA-T	450	480	1490	4
			12RS12	648	543	362	2
J 洗浄室	9	移動式シェルフ(ベンチ4段)(移動式)	CSUR48425V	1070	460	1500	2
		ダストカート(移動式)		650	700	850	2
	10	水切台(浸漬槽)		2000	700	700	1
		モービルシンク		600	600	850	4
		移動水切台		900	750	850	3
		コンベアタイプ洗浄機	B190PZYC	4600	1020	2050	1
		水切付一槽シンク		1800	600	850	2
	8	シェルフ(ベンチ4段)	CSU44547V	1380	610	1830	2
	9	戸棚		1500	600	850	2
	10	戸棚	FEDBW30	1500	950	1900	2
	11	電気消毒保管庫	HDS501C	600	940	740	1
	12	高圧スチーム洗浄機		1200	750	1800	2
	13	戸棚					
	14	バキュームクリーナー	NT351Eco	365	460	552	1

表 I-3-1　給食利用者の身体活動状況，身体特性等（ワークシート3.1）

身体活動状況	身体活動レベル		低い（I）		ふつう（II）		高い（III）	
	該当人数（人）		103		130		2	
身体特性	体格		平均値	標準偏差	中央値	最頻値	最小値	最大値
		身長（cm）	157.6	5.3	157.5	157.9	145.0	174.0
		体重（kg）	53.5	7.8	52.4	50.3	38.9	90.4
		BMI	21.5	2.6	21.2	20.6	16.1	36.8
	BMIの判定結果 （目標とするBMIの範囲：18.5～24.9），その他の身体的特徴（健康診断の結果など）		基準を逸脱する値			該当人数（人）（%）		
			BMI　18.5未満			16人（6.8%）		
			BMI　25.0以上			22人（9.4%）		
			血色素量＜12.0g/dL			40人（17.0%）		
			LDLコレステロール≧140mg/dL			8人（3.4%）		
			HDLコレステロール＜40mg/dL			16人（6.8%）		
			トリグリセライド≧150mg/dL			18人（7.7%）		
その他	居住形態		1人暮らし：20% 家族と同居：80%					
	欠食状況		朝食欠食者：25%					
	身体活動・運動実施状況		運動系の部活に所属：15%（練習頻度：平均週3日） 運動系サークルに所属：20%					
	その他		アルバイト実施者：55%（平均週2日） 1人暮らしの学生は，生活が不規則になりやすい者が多い。また，野菜は価格が高く，あまり食べないとする者が多い。					

注）全対象者235人の結果

表I-3-2　給食利用者の1日当たりの栄養素等摂取状況（ワークシート4.1）

栄養素等	平均値	標準偏差	中央値	最頻値	評価			
					EAR未満[*1]あるいはDG未満[*2]	EAR以上RDA未満[*3]あるいはDG範囲内[*4]	RDA以上[*5]あるいはDG以上[*6]あるいはRDA以上UL未満[*7]	UL以上
エネルギー (kcal)	1,558	328	1,517	1,400				
たんぱく質 (g)	59.6	14.8	59.1	55.0	23人[*1](9.8%)	37人[*3](15.7%)	175人[*5](74.5%)	
たんぱく質エネルギー比率(%E)	15.3	2.7	15.3	15.0	43人[*2](18.3%)	180人[*4](76.6%)	12人[*6](5.1%)	
脂質エネルギー比率 (%E)	28.1	6.1	27.3	28.0	16人[*2](6.8%)	138人[*4](58.7%)	81人[*6](34.5%)	
カルシウム (mg)	461	188	444	470	166人[*1](70.6%)	41人[*3](17.4%)	28人[*7](11.9%)	0人(0.0%)
鉄 (mg)	6.3	2.0	6.0	5.5	203人[*1](86.4%)	23人[*3](9.8%)	9人[*7](3.8%)	0人(0.0%)
ビタミンA (μgRAE[*])	421	267	375	370	159人[*1](67.7%)	56人[*3](23.8%)	20人[*7](8.5%)	0人(0.0%)
ビタミンB₁ (mg)	0.82	0.30	0.77	0.75	150人[*1](63.8%)	45人[*3](19.1%)	40人[*5](17.0%)	
ビタミンB₂ (mg)	1.07	0.31	1.04	1.00	106人[*1](45.1%)	60人[*3](25.5%)	69人[*5](29.3%)	
ビタミンC (mg)	63	64	73	60	148人[*1](63.0%)	30人[*3](12.8%)	57人[*5](25.3%)	
食物繊維総量 (g)	11.0	3.6	10.6	8.0	227人[*2](96.6%)	8人[*4](3.4%)		
食塩相当量 (g)	7.3	2.6	6.9	7.0	0人[*1](0.0%)	119人[*3](50.6%)	116人[*6](49.4%)	

注）全対象者235人の3日間の食事記録法による調査結果
　　　EAR：推定平均必要量，RDA：推奨量，DG：目標量，UL：耐容上限量
*RAE＝レチノール活性当量

II 栄養・食事管理

1 アセスメント

■帳票No.1 アセスメント表 　　【計画／実施／評価・改善】

○**用意する資料**：アセスメントデータ（表Ⅰ-3）
○**参照資料**：「日本人の食事摂取基準（2020年版）」

●帳票の目的と作成の考え方

　　○ 対象施設や利用者の特徴を明らかにする。

　対象とする施設や利用者のニーズ，栄養状態や課題を明らかにし，給与栄養目標量の設定や，食事計画につなげる。

●帳票作成の方法

1）施　　設

　① **施設の特徴**（a）：施設の種類，所在地や周辺地域の食環境の特徴を記入する。

　② **ニーズ**（b）：給食に対するニーズを記入する。

2）人員構成（c）

　「Ⅰ．実習の設定」にあるアセスメントデータ（表Ⅰ-3）を確認し，各年齢階級の身体活動レベル（physical activity level：PAL）別，性別の人数を記入する。

3）アセスメント結果のまとめ（d）

　「Ⅰ．実習の設定」にあるアセスメントデータ（表Ⅰ-3）を確認し，利用者の身体特性，栄養素等摂取状況，その他（生活習慣等）についての評価を記入する。

■帳票No.1　アセスメント表

帳票提出日：	年	月	日
班No.　（実習日：	年	月	日）
クラス　　　No.　氏名：			

施　設	施設の特徴 (a)	施設の種類	女子大学の学生食堂					
		所在地	S県郊外					
		周辺地域の特徴	施設から徒歩圏内に，スーパーマーケット，フードコートを設置した複合商業施設，外食店，コンビニエンスストアがある。					
	ニーズ (b)		・学生生活を豊かにし，学生の食生活の改善につながるような，おいしく安全な食事の提供 ・学生の経済的負担を考慮した価格設定 ・清潔で明るい食堂の運営					

人員構成（人）	年齢階級（歳）	身体活動レベル／性						
		低い（Ⅰ）		ふつう（Ⅱ）		高い（Ⅲ）		
		男性	女性	男性	女性	男性	女性	
	18～29		103		130		2	
	小計		103		130		2	
(c)	合計			235				

アセスメント結果のまとめ (d)	身体特性	・対象の性別や年齢が限定される集団で，社員食堂などに比べて体格や身体活動レベルのバラツキは小さい。 ・やせの者：6.8％，肥満の者：9.4％ ・血色素量が基準未満の者：17.0％ ・「日本人の食事摂取基準（2020年版）」の同年齢区分の参照体位と対象集団の平均値を比較すると，身長は同程度であるが，体重は重い方に分布している集団と考えられる。このことは，むしろ適正体重で健康的な集団と推察できる。
	食事摂取状況	・エネルギー摂取量は，過小評価の可能性が高い。 ・脂質エネルギー比率がDGを上回っている者：約35％ ・摂取量がEAR未満の者が全体の50％以上の栄養素：鉄，カルシウム，ビタミンA，ビタミンB$_1$，ビタミンC ・食物繊維の摂取量：90％以上の者がDG未満 ・健康の維持・増進に適した量の食事を摂取できていない者が多いと考えられる。
	その他（生活習慣等）	・学生の居住条件（1人暮らし・同居）の違いによって，食環境が大きく異なると考えられる。

計　画

2　栄養計画・食事計画

（1）栄養・食事計画

■帳票No.2　給食の目標と給与栄養目標量算定表　　【計画／実施／評価・改善】

○**用意する資料**：帳票No.1　アセスメント表

○**参考資料**：「日本人の食事摂取基準（2020年版）」

●帳票の目的と作成の考え方

① 給食の目標を明らかにする。

② エネルギーおよび栄養素の給与目標量を設定する。

アセスメント結果（帳票No.1）を踏まえて，給食の目標を設定する。また，「日本人の食事摂取基準」を活用して，エネルギーおよび栄養素の給与目標量を設定する。

●帳票作成の方法

1）給食の目標と食事区分

① **給食の目標**（a）：利用者のQOL，栄養管理，その他（提供する食事の品質目標やコンセプトなど）の3つの視点で設定する。

② **提供する食事区分**（b）：朝食・昼食・夕食・間食など，提供する食事を記入する。

2）エネルギーの給与目標量の設定

① **性・年齢・身体活動レベル別人数の確認**（c）：帳票No.1の人員構成から転記する。

② **推定エネルギー必要量の算定**（d）

・「日本人の食事摂取基準」の推定エネルギー必要量を参考に，利用者の性・年齢・身体活動レベルに応じて，1日当たりの目標とするエネルギー摂取量である推定エネルギー必要量を算出する。

・算出した推定エネルギー必要量をきりのよい数値に丸め，低い順に，対応する年齢階級，性，身体活動レベル，および人数を記入する。

③ **算出した推定エネルギー必要量の分布の確認**（e）

・②から，推定エネルギー必要量の中央値，最頻値，最小値，最大値を確認する。

・提供する食事の種類数に応じて，複数のエネルギー量を設定できるか検討する。

④ **エネルギーの給与目標量の決定**（f）：推定エネルギー必要量の分布や該当人数，BMIの基準を逸脱している者の割合，1日当たりの食事摂取状況などを考慮し，エネルギー給与量の代表値を決定する。

3）栄養素の給与目標量の設定（g）

① 1日当たりの摂取量の目標値の設定

・「日本人の食事摂取基準」および利用者の日常の栄養素等摂取状況，体重，BMIを参考に，栄養素の1日当たりの摂取量の目標値を設定する。

・エネルギー産生栄養素バランスについては，たんぱく質の摂取不足の回避を最優先する。たんぱく質エネルギー比率（目標量）から1日当たりのたんぱく質量（範囲）を算出し，推奨量を下回らないことを確認する。

② 栄養素の給与目標量の決定：日常の栄養素等摂取状況の結果等を考慮し，給食から摂取する各栄養素の割合を検討して給与量を決定する。

4）1食当たりのエネルギーおよび栄養素の給与目標量の設定（まとめ）（h）

① エネルギーの給与目標量：2）-④で設定した数値は，50kcal単位で丸める。基準を複数設定する場合*には，エネルギー消費量の個人内変動や献立上のエネルギー量の変動を考慮して，150kcal程度の範囲で設定する。

② 栄養素の給与目標量：3）-②で設定した数値は，実用性を考慮し，きりのよい値に丸める。

*本実習では，対象者が比較的均一の集団のため，単一定食の条件も踏まえ，給与栄養目標量は，1つだけ（基準1）設定した。なお，単一定食であっても，めしの量でエネルギー量の調整が可能であれば，基準2，基準3としてそれを反映した基準値を設定しておくとよい。

コラム

給与栄養目標量の設定の考え方

本実習の例では，対象集団の1日当たりの栄養素等摂取状況（表I-3-2）の結果と，対象集団の推定エネルギー必要量との開きが大きく，摂取量の過小評価が考えられる。一方で，体格からは現在のエネルギー摂取量を維持してよいと考えられる。過小評価を前提としても，推定平均必要量を下回る者の割合が50％以上の栄養素が複数認められることから，食事量全体をしっかり確保することが必要と判断できる。

したがって本実習では，「日本人の食事摂取基準」を参考に，身体活動レベルIIの2,000kcalを1日当たりの給与目標量に設定することとした。体重とBMIをモニタリングし，適切なBMIの範囲を逸脱する者の割合の推移を定期的に確認し，給与栄養目標量の適否を判断していく。

このように，PDCAサイクルに沿って，運営する。

（石田）

■帳票No.2　給食の目標と給与栄養目標量算定表

帳票提出日：	年	月	日
班No.　　　（実習日：	年	月	日）
クラス　　　No.　　　氏名：			

	利用者の QOLの向上	・学生のニーズや嗜好に配慮したメニューの提供 ・清潔で居心地のよい食堂の整備 ・低価格帯での提供
給食の目標	栄養管理	・BMIが18.5～25.0の範囲内の者の割合の増加 ・ビタミン，ミネラルの摂取量がEARを下回る者の減少 ・自分にとって適正な食事がわかる者の増加 ・野菜摂取量の増加 ・卓上メモ，POP，ポスターなどによる栄養情報提供
	その他	・旬の食材を使用した家庭的で多様な料理の提供を基本とし，周辺の外食店と差別化する ・食堂や大学ホームページにおけるプロモーション活動を通じた販売促進
(a)		

提供する食事区分　(b)	朝食　　　（昼食）　　　夕食　　　その他（　　　　　）

エネルギーの給与目標量の設定

性・年齢・身体活動レベル別人数の確認（人）(c)

年齢階級 （歳）	身体活動レベル／性					
	低い（Ⅰ）		ふつう（Ⅱ）		高い（Ⅲ）	
	男性	女性	男性	女性	男性	女性
18～29	0	103	0	130	0	2

推定エネルギー必要量の算定 (d)

推定エネルギー必要量 （kcal/日）	対象者の特徴				
	年齢階級 （歳）	性	身体活動 レベル	該当人数	
				（人）	（%）
1,700	18～29	女性	Ⅰ	103	43.8
2,000	18～29	女性	Ⅱ	130	55.3
2,300	18～29	女性	Ⅲ	2	0.9
計				235	100

推定エネルギー必要量の分布の確認 (e)

	推定エネルギー必要量 （kcal/日）	該当人数	
		（人）	（%）
中央値	2,000	130	55.3
最頻値	2,000	130	55.3
最小値	1,700	103	43.8
最大値	2,300	2	0.9

エネルギー給与目標量の決定（kcal）(f)

1日当たり	朝食		昼食		夕食		その他	
	給与量	(%)	給与量	(%)	給与量	(%)	給与量	(%)
2,000			660	33				

	栄養素	1日当たり	朝食		昼食		夕食		その他	
			給与量	（%）	給与量	（%）	給与量	（%）	給与量	（%）
栄養素の給与目標量の設定 [基準エネルギー量： 2,100kcal/日]	たんぱく質　（g）	80 （65〜100）			27 （21〜33）					
	エネルギー比率（％E）	13〜20			13〜20					
	脂質　　　（g）	55 （44〜67）			19 （15〜22）					
	エネルギー比率（％E）	20〜30			20〜30					
	炭水化物　（g）	290 （250〜325）			95 （83〜107）					
	エネルギー比率（％E）	50〜65			50〜65					
	カルシウム　（mg）	650			215	33				
	鉄　　　　（mg）	10.5			3.5	33				
	ビタミンA（μgRAE）	650			215	33				
	ビタミンB₁（mg）	1.1			0.36	33				
	ビタミンB₂（mg）	1.2			0.40	33				
	ビタミンC（mg）	100			33	33				
	食物繊維　（g）	18以上			5.9 以上	33				
	食塩相当量（g）	8.1以下*			2.7 以下	33				
（g）										

	栄養素等	基準1	基準2	基準3
1食当たりのエネルギー・栄養素の給与目標量 [食事区分： 昼食]	エネルギー（kcal）	700		
	たんぱく質　（g）	30 （23〜35）		
	エネルギー比率（％E）	13〜20		
	脂質　　　　（g）	20 （16〜23）		
	エネルギー比率（％E）	20〜30		
	炭水化物　（g）	100 （88〜114）		
	エネルギー比率（％E）	50〜65		
	カルシウム　（mg）	220		
	鉄　　　　（mg）	3.5		
	ビタミンA（μgRAE）	220		
	ビタミンB₁（mg）	0.4		
	ビタミンB₂（mg）	0.4		
	ビタミンC（mg）	35		
	食物繊維　（g）	6以上		
	食塩相当量（g）	2.7以下		
（h）				

*令和元年国民健康・栄養調査20代女性の中央値（8.1g）

計　画

（2）献立作成基準

■帳票No.3-1　献立作成基準表　　　　　　【計画／実施／評価・改善】

○**用意する資料**：資料1「食品群別食品使用量および価格構成表」（帳票No.27-1），資料2「食品構成表（出納表）」（帳票No.27-2），資料3「食品群別荷重平均成分表」（帳票No.28-1）資料1・2・3は，計画段階では前年度の実習で作成したものを活用する。

●帳票の目的と作成の考え方

　　① 1食当たりの食事パターンを設定する。

　　② 1食当たりの食品の使用基準を設定する。

　利用者の満足度（嗜好），エネルギー・栄養素の給与目標量，各料理区分別の食品の常用量，実現性*などを考慮し，1食当たりの食事パターン，食品の使用基準を設定し，献立作成につなげる。

　　*実現性：食器の種類や大きさ，食材費など

●帳票作成の方法

1）1食当たりの食事パターン（a）

　食事の提供方式を考慮して，1食当たりの料理の品数や組み合わせを設定する。

2）1食当たりの食品の使用基準（b）

　　① **主材料**：資料1〜3を参考に，料理区分別に，1食当たりの目安量，献立作成期間内の使用頻度を設定する。

　　② **備考欄**：基準設定の根拠を記入する。

コラム

「日本人の食事摂取基準」の活用

　「日本人の食事摂取基準（2020年版）」では，集団の食事改善を目的とした食事摂取基準の活用による計画の立案について，次のように示されている。　　　　　　　　　　　　　　（縄田）

■**エネルギーの給与目標量**

　BMI（成人の場合）が目標とする範囲内に留まる人の割合を増やすよう立案する。

■**栄養素の給与目標量**

　推定平均必要量（EAR）を下回って摂取している人の割合をできるだけ小さくするよう，あるいは目安量（AI）付近かそれ以上であればその摂取量を維持するよう立案する。また，集団内のすべての人の摂取量が耐容上限量（UL）を超えないよう立案する。さらに，生活習慣病予防の観点から，目標量（DG）またはその範囲を逸脱して摂取している人の割合を小さくすることを目的に立案する。

■帳票No.3-1　献立作成基準表

帳票提出日：		年	月	日
班No.　（実習日：		年	月	日）
クラス　　　No.　　　氏名：				

1食当たりの食事パターン（a）	提供方式	定食方式			
	献立の種類	定食（1種類）			
	料理の組み合わせ	主食，主菜，副菜，副菜（または主菜付け合わせ，デザート），汁物の計5品を基本とする。飲料は，水も含めてお茶類の提供を行う。			
	その他	主食の小盛り・大盛りのサービスあり。			

	料理区分	主材料	1食当たりの目安量（g）	献立作成期間（8日間）の頻度	備考（基準設定の根拠等）
1食当たりの食品の使用基準（b）	主食	米　小盛り　　　普通　　　大盛り	85	8	穀物エネルギー比率　　　　　40%
	主菜	肉	70	3	動物性たんぱく質比率　　　　　50%
		魚	75	2	
		卵	80	1	
		豆・豆製品	100〜150	2	
	副菜	淡色野菜	100	8	野菜は1食170g（1日の目標量350g*の1/2）
		緑黄色野菜	70	8	
		いも	80	1	
	その他	乳・乳製品（主菜・副菜など）	80	1	
		乳・乳製品（デザート）	60	4	

*健康日本21（第二次）の目標値

計　画

Ⅲ 献立管理

■**帳票No.4　期間献立計画表（8日間）**　　　　【計画／実施／評価・改善】

○**用意する資料**：帳票No.1　アセスメント表，帳票No.2　給食の目標と給与栄養目標量算定表，帳票No.3-1　献立作成基準表

● 帳票の目的と作成の考え方

　① 栄養計画（帳票No.1，2，3-1）に沿って，期間献立を作成する。

　② 継続して食事を提供するための期間献立の役割を理解する。

　③ 期間献立を作成するうえで考慮すべきことを把握し，作成過程での課題を発見する。

　実際の給食施設では，一定の期間（2週間，4週間など）を設定し，期間献立を作成する。1食ごとの詳細な献立を立案する前に，期間内の料理や主材料等を調整するために，主食と主菜の配分を決定する。その後，詳細な献立を立案し，期間献立を作成したうえで，期間としての調整・検討を行う。

● 帳票作成の方法

　① **主食と主菜を配分する**（a，b）：期間内で，主食と主菜の主材料や調理方法などを配分する。

　② **主食を決める**（a）：種類（米，パン，麺など）を決定する。

　③ **主菜を決める**（c）：料理様式，主材料，調理方法の配分に応じて組み合わせを考え，献立を決める。この組み合わせは，該当する主菜の候補が複数あることが望ましい。また，主菜の内容によっては，付け合わせも併せて考える。

　④ **副菜を決める**（d）：主菜の味や調理工程，使用機器を考慮して決める。主に野菜が主材料になることが多いので，価格変動も考慮して決める必要がある。

　⑤ **汁物を決める**（e）：主菜，副菜の味や調理工程を考慮して決める。主菜と副菜で野菜が不足している場合には，汁物で給与できるように考えるとよい。

　⑥ **デザートを決める**（f）：必要に応じて，デザートを考える。デザートを必ず提供する必要はなく，栄養量や価格，作業量などにゆとりがある場合に提供することが多い。

　⑦ **飲料を決める**（g）：お茶類の提供は，種類を固定している場合もある。給食の運営方針に沿って考える。

■帳票No.4　期間献立計画表

○季節：秋～冬

○期間：20XX年10月14日～20XX年12月2日

帳票提出日：	年	月	日
班No.	（実習日：	年 月	日）
クラス	No.	氏名：	

	供食日	主食(a) 米	パン	麺	様式 和	洋	中	主材料 肉	魚	卵	豆	調理方法 揚	焼	煮	炒	蒸	主菜(c)	副菜(付け合わせ)(c)	副菜(d)	汁物(e)	デザートフルーツ(f)	飲料(g)
1	10/14	精白				○					○			○			ガルバンゾーカレー		大根サラダ		りんごのコンポート、ヨーグルトソースかけ	紅茶
2	10/21	胚芽			○			豚					○				豚味噌焼き	さつまいもの素揚げ	ほうれん草のお浸し	野菜椀	みつ豆	ほうじ茶
3	10/28	胚芽				○			○			○					鮭フライ	粉ふきいも せんキャベツ	ラタトゥイユ	野菜スープ	りんごゼリー	紅茶
4	11/4	胚芽					○				○				○		家常豆腐		酸辣菜	中華風スープ	マンゴーゼリー	ほうじ茶
5	11/11	胚芽			○					○			○				千草焼	大根の甘酢漬け	小松菜の辛し和え	じゃがいもとわかめの味噌汁	タピオカあずき	ほうじ茶
6	11/18	精白					○	鶏				○					唐揚げ（薬味ソース）		ナムル	粟米湯	奶乳豆腐	ほうじ茶
7	11/25	精白			○				○							○	白身魚のホイル焼き		ひじきの煮物	豚汁	抹茶ミルクゼリー	ほうじ茶
8	12/2	精白				○		鶏					○				チキングラタン		ブロッコリーのサラダ	ミネストローネ	フルーツポンチ	紅茶
9																						
10																						
計(回)		8	0	0	3	3	2	3	2	1	2	2	3	1	1	1						

計 画

Ⅲ 献立管理

19

■帳票No.5　献立表（作業指示書）　　　【計画／実施／評価・改善】

> ○用意する資料：帳票No.6　栄養量算定用献立表，資料4「施設の廃棄率表」，資料5「取り扱い食材の種類，規格，価格」

●帳票の目的と作成の考え方

○献立表はすべてのサブシステムに展開する基本となる帳票で，設計品質を示すものとして作成する。

- ・料理名
- ・食材とその1人分および人数分の純使用量と使用量
- ・調味の濃度（調味%）
- ・調理方法（実際の厨房での作り方を，だれが読んでもわかりやすいように，具体的に指示をする）
- ・1食の献立のエネルギー量および栄養素量
- ・食材の価格
- ・使用食器（各料理をどの食器に盛り付けるのか決定）
- ・盛り付け図（配膳位置を確認）
- ・盛り付け予定量（調理による重量変化を考慮），1食としての提供予定量

　本票をもとにして，帳票No.7　食材日計表，No.8　食材発注書，No.14　調理工程表，No.15作業工程表を作成する。したがって，本票はだれが読んでもわかりやすいように作成する。

●帳票作成の方法

1）料理名，食品名・使用量，調理方法

① **料理名**（a）：主食，主菜（付け合わせ），副菜，汁物，その他の順で，料理名を記入する。

② **食品名**（b）：使用する食品名を，調理工程順および使用量の多いものから記入する。

③ **1人分の純使用量*，廃棄率，使用量*，価格***（c）

- ・**純使用量**：摂取量となる食品重量を記入する。
- ・**廃棄率**：廃棄がある食品は，施設で標準化した廃棄率表（資料4）から廃棄率を記入する。調理に伴う蒸発がある場合は，蒸発率を記入する。
- ・**使用量**：廃棄がある食品は，純使用量と廃棄率から使用量を求める。廃棄がない食品は，純使用量と同じ数値を記入する。水分量については，蒸発率から求める。
- ・**価格**：資料5（p.30参照）を用いて，使用量に対する価格を計算する。

　*有効数字：小数第1位（食塩，こしょうなどは，小数第2位）。小数第2位を四捨五入する。

④ **提供食数（100人）分の純使用量，使用量**（d）：1人分の純使用量，使用量をもとに計算する。

- ・単位：kg。小数第2位を四捨五入し，小数第1位まで記入する。
- ・1kg未満のもの：少数第3位を四捨五入し，少数第2位まで記入する。
- ・100g未満のもの：使用gの数値を用い，単位（g）をつける。

⑤ **調味%**（e）：何に対しての味の濃度であるのかを，明確にする。

例）ほうれん草のお浸し

・下味：生のほうれん草の純使用量に対し，0.5%塩分とする。まず，食塩相当量を計算し，それをしょうゆ量に換算する。

・本調味：ゆでて下味をつけ，絞った後のほうれん草（ここでは，生の重量の70%に絞る予定）に対して0.8%塩分とする。

⑥ **調理方法の指示**（f）：基本的には調理工程の順序に沿って，調理工程，調理後の保管方法，および盛り付け方までを記入する。作業を何回かに分けて行う場合には，それがわかるようにする。調理機器の設定温度やモード，1回の投入量などもわかるようにする。

2）その他

① **栄養素等量**（g）：帳票No.6で計算した値を記入する。

② **価格**（h）：1人分の合計を記入する。

③ **料理別使用食器**（i）：各料理に使用する食器名を記入する。

④ **でき上がりの品質管理基準**（j）：盛り付け重量は，加熱による重量変化率を考慮する。調味%なども記入する。

⑤ **盛り付け図，盛り付けのポイント**（k）：盛り付け図を作成し，留意点を示す。

⑥ **保温・保冷方法**（l）：保温・保冷機器を用いる料理を示す。

◆資料4：施設の廃棄率表

廃棄率	緑黄色野菜	淡色野菜	果実類	いも類・きのこ類	魚介類・卵類
5%	さやいんげん　ししとう　さやえんどう　トマト（へた）　スナップえんどう　ミニトマト（へた）	きゅうり	いちご（へた）	さつまいも皮つき（両端）　新じゃがいも　エリンギ　きくらげ	あじ開き・冷凍　さけ切り身
10%	大葉　万能ねぎ　菜の花　ほうれん草　にら	ズッキーニ　みょうが　たまねぎ　紫キャベツ　なす		じゃがいも　マッシュルーム	
15%	オクラ　青梗菜　かぼちゃ　にんじん　小松菜　パプリカ　春菊	ごぼう　白菜　サニーレタス　水菜　大根　れんこん　にんにく	レモン（両端）	さといも　ながいも　しめじ	鶏卵
20%	アスパラガス　ピーマン　みつば	キャベツ　サラダ菜　レタス	かき　キウイフルーツ　みかん　りんご（芯・皮）	さつまいも皮むき（皮）　えのきたけ　生しいたけ	
25%	トマト（へた・皮）・湯むき	かぶ（皮）〈ピーラーむき〉　しょうが	なし		
30%		梅干し　セロリ	ライチ		えび無頭殻つき・冷凍
40%	パセリ　ブロッコリー	うど　根深ねぎ	オレンジ　グレープフルーツ　バナナ		
45%		かぶ（皮）〈包丁むき〉			
50%		カリフラワー　しょうが汁			
55%		大根おろし			
65%			レモン汁		
75%			ゆず，皮・汁		
80%			ゆず，汁		
90%			ゆず，皮		

（　）内は，廃棄部位

（女子栄養大学における実習データより作成）

■帳票No.5 献立表（作業指示書）

計画版

帳票提出日： 　　年　　月　　日
班No. 　（実習日： 　　年　　月　　日）
クラス 　　No. 　　氏名：

料理名 (a)	食品名 (b)	1人分 (c)				(100) 人分 (d)		調味% (e)	調理方法の指示 (f)
		純使用量 (g)	廃棄率 (%)	使用量 (g)	価格 (円)	純使用量 (kg)	使用量 (kg)		
めし	胚芽精米 水	85 115		85 115	38.1 0	8.5 11.5	8.5 11.5	1.35倍	①米を1釜（50人分）単位で計量する。 ②1.35倍の水を加え，60分以上浸水する。 ③炊飯する。 ④計量してから飯をほぐす。 ⑤ライスボックス2つに移して保温する。 ⑥飯碗に盛り付ける。
豚味噌焼き	豚ロース 淡色味噌 酒 みりん 砂糖	70 6 4 3 0.4		70 6 4 3 0.4	143.5 1.3 2 1 0.1	7 0.6 0.4 0.3 40g	7 0.6 0.4 0.3 40g	肉の1%塩分 肉の2%糖分（3:1）	①肉の筋切りをする。 ②淡色味噌・酒・みりん・砂糖を合わせて調味液をつくり，1/2に分ける。 ③バット2つに①の肉を50切れずつ入れ，②の調味液に30分漬け込む。 ④スチームコンベクションオーブン（スチコン）を，コンビモード220℃で予熱する。 ⑤天板に③の肉を10切れ並べ，スチコンに5天板ずつ，220℃で6分焼く（2回転実施）。 ⑥ホットパンに移して温蔵庫に入れておき，提供時に肉を切って和皿角に盛り付ける。
(付け合わせ) さつまいもの素揚げ	さつまいも 調合油（吸油）	40 2.4	5	42 7.2	13.4 1.6	4 0.24	4.2 0.72	吸油率6%	①いも両端を取り，1人2枚（厚さ8mm程度）になるように，輪切りないしは半月切りにして水にさらしておく。 ②IHフライヤーに油を入れ，180℃で予熱する。 ③水を切り，25人分ずつ（4等分）に分けてザルに入れる。 ④IHフライヤーに，1回に25人分ずつ入れ，180℃，7分で揚げる。 ⑤網ですくって油を切り，ホットパンに移して温蔵庫に入れる。 ⑥豚味噌焼きの手前に，1人2枚になるように盛り付ける。
ほうれん草のお浸し	ほうれん草 下味 　しょうゆ 　だし汁 本調味 　しょうゆ 　だし汁	70 2.1 4 2.7 5	10	77.8 2.1 4 2.7 5	64.8 0.6 0.8	7 0.21 0.4 0.27 0.5	7.8 0.21 0.4 0.27 0.5	生のほうれん草の0.5%塩分 生の70%量に絞ったほうれん草に対し0.8%塩分	①前日に，ほうれん草を1/2ずつ分けておく。 ②ほうれん草はへたを取り，長さ4cmに切って洗浄する。 ③ガス回転釜に，水50L（50kg）を入れて沸騰させる。 ④ほうれん草の0.5%塩分のしょうゆとだし汁（1:1）を計量し，下味付け用調味液をつくる。 ⑤③の沸騰した回転釜に，ほうれん草を入れ，再沸騰したら硬さを確認し，ザルに取る（2回転実施）。 ⑥ほうれん草を水冷し，速やかに冷却する。 ⑦ほうれん草に下味付し，15分後，生の重量の70%を目安に絞る。 ⑧絞った重量に対し，0.8%塩分に調味料を計量し，ほうれん草と和える。 ⑨50人分のほうれん草を5等分し，目分量で10等分し，小鉢に盛り付けてコールドショーケースで冷蔵する。
野菜椀	大根 にんじん しめじ 油揚げ 糸みつば だし汁 食塩 しょうゆ 酒	15 10 10 5 3 120 0.48 2.9 1	15 15 20 25 蒸発率10%	17.6 11.8 12.5 5 4 132 0.48 2.9 1	2.2 3 9.1 3.6 3.8 0 0.9 0.5	1.5 1 1 0.5 0.3 12 48g 0.29 0.1	1.8 1.2 1.3 0.5 0.4 13.2 48g 0.29 0.1	でき上がり（150g）の0.6%塩分 （食塩：しょうゆ=1:1）	①大根・にんじんは，皮をむいて洗浄し，長さ4cm，幅4mm，厚さ2mmの短冊に切る。 ②しめじは，石づきを取り，ほぐして洗い，ぎゅっと絞る（付着水を減らすため）。 ③みつばは，根を落として洗い，消毒して長さ1cmに切り，10人分ずつ（10等分）に分けて恒温恒湿庫で保管する。 ④和鍋に水を入れて沸騰させ，油揚げを入れて油抜きをする（2～3回に分ける）。 ⑤油揚げを，たて半分にしてから幅4mmに切る。 ⑥IH回転釜に，だし汁を入れて再加熱し，大根・にんじんを入れる。 ⑦再沸騰したら，油揚げ・しめじを入れ，蓋をして10分煮る。 ⑧食塩・しょうゆ・酒で調味して味を確認し，1/2ずつホテルパンに移してウォーマーテーブルにセットする。 ⑨汁椀に盛り付けて，みつばをのせる。

みつ豆	粉寒天	0.6		0.6	2.9	60g	60g	水の1%
	水	60		60	0	6	6	
	みかん（缶）	20		20	8.3	2	2	
	パイナップル（缶）	20		20	10.2	2	2	
	赤えんどう（ゆで）	5		5	3	0.5	0.5	
	黒蜜							
	水	5		5	0	0.5	0.5	
	黒砂糖	10		10	8.3	1	1	

①水と粉寒天を半寸胴鍋に入れ、沸騰させて煮溶かす。
②①の寒天液を、20人分ずつバットに分注し、冷却・凝固させる。
③みかんとパイナップルの缶詰を開け、ザルに上げて水切りする。みかんと8等分に切ったパイナップルを、それぞれボールに入れ、冷蔵庫で冷やす。
④黒蜜をつくる（和鍋に水と黒砂糖を入れ、沸騰させて煮溶かす）。シンクに水を張り、氷を入れて冷却する。
⑤えんどう豆をザルにあけて50人分ずつ分け、冷蔵庫に入れておく。
⑥②のバットの中の寒天を、20等分（1人分）し、さらに16等分する。小鉢（クリア）に寒天を入れ、流れ作業でパイン4切れ、みかん4粒、赤えんどう5gを入れて、コールドショーケースで冷やす。
⑦提供前に黒蜜をかけて、再度コールドショーケースに入れる。

お茶	ほうじ茶	1		1	1.1	0.1	0.1	
	水	200		200	0	20	20	

だし	水	140	蒸発率10%	156	0	14	15.6	水の2%
	かつおぶし（削り節）	2.8		2.8	7.4	0.28	0.28	水の0.5%
	昆布	0.6		0.6	1.7	60g	60g	

①IH回転釜に水を入れ、昆布を30分浸水させる。削り節は、だし袋に3つに分けて入れておく。
②沸騰直前に昆布を取り出し、削り節を入れて1分加熱したら火を止め、3分後に取り出す（削り節をよく絞る）。
③ほうれん草のお浸し、野菜椀の順に、だしを計量する。

栄養素等量 (g)		料理名 (i)	使用食器 (i)	でき上がりの品質管理基準 (j)					
				盛り付け量(g)		調味・重量変化%		加熱温度	加熱時間
				計画	実施	計画	実施		
エネルギー	659 (kcal)	めし	飯碗	180		炊き上がり倍率2.2倍			
たんぱく質	21.8 (g)	豚味噌焼き	和皿角	65		肉の1%塩分・2%糖分。重量変化率80%		220℃	6分
脂質	16.5 (g)	さつまいもの素揚げ（付け合わせ）		35		吸油率6%		180℃	7分
食塩相当量	2.5 (g)	ほうれん草のお浸し	小鉢（浅鉢）	60		生のほうれん草の0.5%・絞ったほうれん草の0.8%塩分、重量変化率70%			
価格 (h)		野菜椀	汁椀	150		でき上がりの0.6%塩分（食塩1：しょうゆ1）			
価格	333.2 (円)	みつ豆	小鉢（クリア）	120		水の1%の寒天			
		お茶	コップ	200					
		合計		810					

盛り付け図 (k)	盛り付けのポイント (k)	保温・保冷方法 (l)

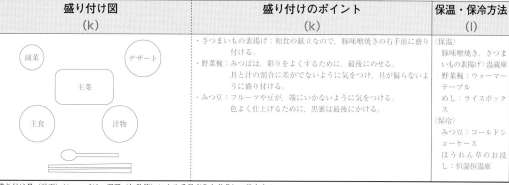

・さつまいもの素揚げ：和食の献立なので、豚味噌焼きの右手前に盛り付ける。
・野菜椀：みつばは、彩りをよくするために、最後にのせる。具と汁の割合に差がでないように気をつけ、具が偏らないように盛り付ける。
・みつ豆：フルーツや豆が、端にいかないように気をつける。色よく仕上げるために、黒蜜は最後にかける。

〈保温〉
豚味噌焼き、さつまいもの素揚げ：温蔵庫
野菜椀：ウォーマーテーブル
めし：ライスボックス
〈保冷〉
みつ豆：コールドショーケース
ほうれん草のお浸し：恒湿恒温庫

※盛り付け量（計画）については、調理（加熱等）による重量変化を考慮して推定する。
※実施量については、実習後に実際の重量・%を記入する。

計　画／実　施

■帳票No.6-1　栄養量算定用献立表（料理別）　【計画／実施／評価・改善】
■帳票No.6-2　栄養量算定用献立表（まとめ）　【計画／実施／評価・改善】

○**用意する資料**：帳票No.5　献立表（作業指示書）

○**参考資料**：「日本食品標準成分表」

● 帳票の目的と作成の考え方

　　○ 作成した献立の栄養量を計算し，給与目標量に対し提供予定量に問題がないか，確認する。

　No.6-1は料理別に作成し，各料理の栄養量，および料理区分別のおおよその目安を把握する。

　No.6-2は，各料理の栄養量を一覧表にし，1食としての栄養量，およびエネルギー産生栄養素バランス，穀類エネルギー比率を確認する。

● 帳票作成の方法

1）No.6-1　栄養量算定用献立表（料理別）

① **料理名，食品名，重量**（a）：帳票No.5から転記する。食品の順番も，帳票No.5に準じる。ただし，調理に伴って栄養計算する時の食品が変更になるものは，栄養計算で用いる食品名を記入する。重量については，加熱に伴う重量変化があるものは，考慮して記入する。

　　例）豚ロース（焼き）：帳票No.5の豚ロース肉の純使用量は，70gである。また，盛り付け量の計画は，65gとなっている。しかし，帳票No.6-1では，「日本食品標準成分表」の豚ロース（焼き）を用いて栄養計算をしている。この場合の重量変化率は，72%である。したがって，70g×0.72＝50.4gとなり，栄養計算をする際にはこの数値を用いている。

② **エネルギー・栄養素量**（b）：「日本食品標準成分表」を用いて栄養素等の計算を行う。

2）No.6-2　栄養量算定用献立表（まとめ）

① **料理名，1人分でき上がり重量**（c）：帳票No.5から転記する。

② **エネルギー・栄養素量**（d）：帳票No.6-1で算出したデータ（料理別の合計値）を転記し，1食分としての合計値を算出する。

③ **エネルギーバランス**（e）：エネルギー産生栄養素バランス，穀類エネルギー比率などを計算して記入する。

■帳票No.6-1　栄養量算定用 献立表（料理別）

【計画／実施／評価・改善】

帳票提出日：	年	月	日
班No.	（実習日：	年　月　日）	
クラス	No.	氏名：	

料理名	食品名	重量1人分(g)	エネルギー(kcal)	たんぱく質(g)	脂質(g)	炭水化物(g)	カルシウム(mg)	鉄(mg)	ビタミンA(μgRAE)	ビタミンB₁(mg)	ビタミンB₂(mg)	ビタミンC(mg)	食物繊維(g)	食塩相当量(g)	備考
(a)						(b)									
豚味噌焼き	豚ロース（焼き）	50	156	11.7	11.1	2.2	3	0.2	1	0.45	0.11	1	0.0	0.1	
	淡色味噌	6	11	0.7	0.4	1.1	6	0.2	0	0.00	0.01	0	0.3	0.7	
	酒	4	4	0.0	0.0	0.2	0	0.0	0	0.00	0.00	0	0.0	0.0	
	みりん	3	7	0.0	0.0	1.3	0	0.0	0	0.00	0.00	0	0.0	0.0	
	砂糖	0.4	2	0.0	0.0	0.4	0	0.0	0	0.00	0.00	0	0.0	0.0	
	合計		180	12.4	11.5	5.2	9	0.4	1	0.46	0.11	1	0.3	0.8	

※重量変化がある食品は考慮する。

計　画

■帳票No.6-2　栄養量算定用 献立表（まとめ）

【計画／実施／評価・改善】

帳票提出日：	年	月	日
班No.	（実習日：	年　月　日）	
クラス	No.	氏名：	

料理名	1人分でき上がり重量(g)	エネルギー(kcal)	たんぱく質(g)	脂質(g)	炭水化物(g)	カルシウム(mg)	鉄(mg)	ビタミンA(μgRAE)	ビタミンB₁(mg)	ビタミンB₂(mg)	ビタミンC(mg)	食物繊維(g)	食塩相当量(g)	エネルギーバランス等
(c)						(d)								(e)
給与栄養目標量（1食分）		700	30	20	100	220	3.5	220	0.4	0.4	35	6以上	2.7以下	
めし	180	284	4.8	1.1	61.6	9	0.4	0	0.14	0.02	0	1.4	0.0	穀類エネルギー比率：43.1%E
豚味噌焼き	65	180	12.4	11.5	5.2	9	0.4	1	0.46	0.11	1	0.3	0.8	たんぱく質エネルギー比率：13.2%E
さつまいもの素揚げ	35	72	0.4	2.4	11.4	14	0.2	1	0.04	0.04	12	0.9	0.0	脂質エネルギー比率：22.5%E
ほうれん草のお浸し	60	15	1.3	0.1	1.0	35	0.5	221	0.03	0.06	9	1.8	0.7	動物性たんぱく質比率：53.7%
野菜椀	150	30	1.9	1.3	1.8	24	0.3	72	0.02	0.02	2	1.0	1.0	
みつ豆	120	78	1.0	0.1	18.0	31	0.9	7	0.06	0.02	4	1.5	0.0	
お茶	200	0	0.0	0.0	0.0	4	0.0	0	0.00	0.04	0	―	0.0	
合計	810	659	21.8	16.5	99.0	127	2.8	301	0.75	0.29	28	6.9	2.5	

計　画

Ⅳ サブシステムの計画・実施・評価

① 食材管理

■帳票No.7-1　食材日計表　　　　　　　　　　【計画／実施／評価・改善】

> ○用意する資料：帳票No.5　献立表（作業指示書），資料5「取り扱い食材の種類，規格，価格」，購入先リスト，納品伝票

● 帳票の目的と作成の考え方

　　① 提供実習の献立の食材費の計画を立て，実施を記録する。

　　② 発注量を明確にし，購入先を選定する。

　使用可能な食材*の購入先，発注のための規格・価格など（**資料5**，p.30参照），提示された情報を確認し，その日の食材費を算出するとともに，発注につなげる。

*使用可能な食材：生鮮食品，加工食品，冷凍食品，カット野菜など（業務用食材を含む）。

● 帳票作成の方法

　　○ **料理名，食品名**（a）：料理名と，その料理に使用する食品名を，帳票No.5から転記する。

1）発 注 用（b）

　　① **1人分の使用量，提供食数分の使用量**：帳票No.5から転記する。

　　② **発注量**：食材の規格や調理法に沿って発注量を求める。カットした肉や魚は「1人分使用量×個数」として記載する。豚ロース肉は，1切れ当たり70gの切り身として食数分を発注する。

　　③ **単価，価格**：食材ごとに，事前に購入予定業者より納品予定金額の見積もりをとり，それ（**資料5の価格表**）に基づいて単価を記入し，単価に食数分の使用量を乗じて価格を求める。単価は，重量または容量当たりのほか，規格（1,800mLなど）で示す場合もある。

　　④ **購入先**：購入先リストから購入先を記入する（在庫の食品を使用する場合は"在庫"と記入）。

　　⑤ **1人分の合計価格**：価格を合計し，食数で除して求める**。

2）原価計算用（c）

　　① **実施使用量**：実習後に，実際に使用した量を記入する。

　　② **単価，価格**：購入した食品は，納品伝票から単価および価格を転記する。場合によっては，単価から価格を算出する。全使用食品の価格を合計し，最下欄に記入する。

　　③ **1人分価格**：価格を食数で除して求める**。1人分の合計価格は合計を食数で除する。

**有効数字：整数で，小数第1位を切り上げる。価格の場合は，赤字を避けるため，数値は切り上げて処理する。

■帳票No.7-1　食材日計表

帳票提出日：		年	月	日
班No.　（実習日：		年	月	日）
クラス　　　　No.		氏名：		

料理名 (a)	食品名 (a)	発注用 (b)						原価計算用 (c)			
		1人分使用量 (g)	(100)人分使用量 (kg)	発注量	単価 (円)	価格 (円)	購入先	実施使用量 (kg)	単価 (円)	価格 (円)	1人分価格 (円)
めし	胚芽精米	85	8.5	8.5kg	448/kg	3,810	在庫	8.5	448/kg	3,810	39
豚味噌焼き	豚ロース	70	7	70g×100切れ	2,050/kg	14,350	肉屋	7	2,050/kg	14,350	144
	淡色味噌	6	0.6	600g	22/100g	130	在庫	0.6	22/100g	130	2
	酒	4	0.4	400g	50/100mL	200	〃	0.4	50/100mL	200	2
	みりん	3	0.3	300g	33/100mL	100	〃	0.3	33/100mL	100	1
	砂糖	0.4	0.04	40g	25/100g	10	〃	0.04	25/100g	10	1
さつまいもの素揚げ（付け合わせ）	さつまいも	42	4.2	4.2kg	320/kg	1,340	八百屋	4.2	350/kg	1,470	15
	調合油	7.2	0.72	720g	222/kg	160	在庫	0.72	222/kg	160	2
ほうれん草のお浸し	ほうれん草	77.8	7.8	7.8	830/kg	6,480	八百屋	7.8	900/kg	7,020	71
	しょうゆ	2.1	0.21	210g	29/100mL	60	在庫	0.21	29/100mL	60	1
	だし汁	4									
	しょうゆ	2.7	0.27	270g	29/100mL	80	在庫	0.27	29/100mL	80	1
	だし汁	5									
野菜椀	大根	17.6	1.8	1.8kg	122/kg	220	八百屋	1.8	249/kg	448	5
	にんじん	11.8	1.2	1.2kg	250/kg	300	〃	1.2	302/kg	362	4
	しめじ	12.5	1.3	1.3kg	70/P	910	〃	1.3	70/P	910	10
	油揚げ	5	0.5	500g	72/100g	360	豆腐屋	0.5	72/100g	360	4
	糸みつば	4	0.4	400g	95/100g	380	八百屋	0.4	95/100g	380	4
	だし汁	120									
	食塩	0.48	0.048	48g	14/100g	0	在庫	0.048	14/100g	0	0
	しょうゆ	2.9	0.29	290g	29/100mL	90	〃	0.29	29/100mL	90	1
	酒	1	0.1	100g	50/100mL	50	〃	0.1	50/100mL	50	1
みつ豆	粉寒天	0.6	0.06	60g	483/100g	290	在庫	0.06	483/100g	290	3
	みかん（缶）	20	2	2kg	415/kg	830	乾物屋	2	415/kg	830	9
	パイナップル(缶)	20	2	2kg	510/kg	1,020	〃	2	510/kg	1,020	11
	赤えんどう(ゆで)	5	0.5	500g	60/100g	300	八百屋	0.5	60/100g	300	3
	黒砂糖	10	1	1kg	830/kg	830	八百屋	1	830/kg	830	9
お茶	ほうじ茶	1	0.1	100g	110/100g	110	在庫	0.1	110/100g	110	2
だし汁	かつおぶし	2.8	0.28	280g	264/100g	740	在庫	0.28	264/100g	740	8
	昆布	0.6	0.06	60g	283/100g	170	〃	0.06	283/100g	170	2
合計価格 1人分価格					合計 33,320円	1人分 334円				合計 34,280円	1人分 343円

計　　画	実　施

■帳票No.7-2　食材日計表（まとめ）　　【計画／実施／評価・改善】

> ○用意する資料：帳票No.7-1　食材日計表

● 帳票の目的と作成の考え方

　○1食当たりの食材費が適切であったか，食材原価の構成割合を確認する。

　食材の価格と食材原価の構成比率の，計画と実施の差の要因を検討し，適切な食材費の使用につなげる。

● 帳票作成の方法

1）料理別食材費（1人分）（a）

① **料理名**：料理区分別の料理名を記入する。

② **計画の価格**：帳票No.7-1から，計画時の食材費を求める。

③ **計画価格の比率**：計画時の合計価格に対する料理区分別の構成割合を算出する**。

④ **実施の価格**：帳票No.7-1の原価計算用の1人分価格から，料理ごとの1人分価格を算出する*。なおこの時，合計価格は，帳票No.7-1の原価計算用の1人分価格の合計とは同じにならない。それは，数値の切り上げ方が異なるからである。ここでは，構成比率をみることが目的であるため，合計値が一致しなくてもよい。

⑤ **合計**：1人分の価格を合計する。

⑥ **実施価格の比率**：実施の1人分の合計価格を100として，料理区分別の構成割合を算出する**。

⑦ **差額**：料理ごとに，計画時の価格（予算）と実施時の価格の差額を算出する。

2）食品群別食材費（仕込み食数分）（b）

① **仕込み食数**：本例の場合は100人分。

② **内訳**（食品名）：帳票No.7-1から，発注（使用）した食材を，食品群ごとに転記する。

③ **計画の価格**：食品群ごとの内訳に示された食品の計画時の食材費を帳票No.7-1から確認して合計し，食品ごとの価格とする。

④ **計画価格の比率**：計画時の食品群別の価格の合計値を100として，食品群ごとの構成割合を算出する**。

⑤ **実施の価格**：食品群別に，実施の食材費を求める*。

⑥ **実施価格の比率**：仕込み食数全体の合計価格を100として，食品群ごとにその価格の占める割合を算出する**。卵類・魚介類・肉類・豆類（たんぱく質食品群），野菜類・いも類・果物類・海藻類（食物繊維やミネラルを多く含む食品群）については，まとめて比率を算出する。

*有効数字：整数。小数第1位を切り上げる。

**有効数字：小数第1位。小数第2位を四捨五入する。

■帳票No.7-2　食材日計表（まとめ）

帳票提出日：			年	月	日
班No.	（実習日：		年	月	日）
クラス	No.	氏名：			

		計画		実施		差額	備考
	料理名	価格(円)	比率(%)	価格(円)	比率(%)	(円)	
料理別食材費（1人分）	主食　めし（胚芽精米ごはん）	39	11.3	39	11.0	0	
	主菜　豚味噌焼き（付け合わせ：さつまいもの素揚げ）	166	48.1	167	47.0	1	
	副菜　ほうれん草のお浸し	67	19.4	73	20.6	6	
	汁物　野菜椀	26	7.5	29	8.2	3	
	デザート　みつ豆	35	10.1	35	9.9	0	
	茶・その他　お茶	12	3.5	12	3.4	0	
(a)	**合計**	345	100.0	355	100.0	10	

		計画		実施		内訳(食品名)
	食品群	価格(円)	比率(%)	価格(円)	比率(%)	
食品群別食材費（仕込み食数：100人分）	穀類	3,810	11.4	3,810	11.1	胚芽精米
	肉類	14,350	47.3	14,350	46.0	豚ロース
	魚介類	740		740		かつおぶし
	卵類	0		0		
	豆類	660		660		油揚げ，赤えんどう
	野菜類	8,290	35.8	9,120	37.6	ほうれん草，大根，にんじん，しめじ，糸みつば
	いも類	1,340		1,470		さつまいも
	果物類	1,850		1,850		みかん缶，パイナップル缶
	海藻類	460		460		粉寒天，昆布
	乳類	0	0	0	0	
	調味料類	1,820	5.5	1,820	5.3	淡色味噌，酒，みりん，しょうゆ，砂糖，食塩，黒砂糖，油，ほうじ茶
(b)	**合計**	33,320	100.0	34,280	100.0	

評価・改善

■帳票No.8　食材発注書（兼 納品チェック表）　【計画／実施／評価・改善】

○**用意する資料**：帳票No.7-1　食材日計表，資料5「取り扱い食材の種類，規格，価格」

● 帳票の目的と作成の考え方

① 帳票No.7-1をもとに，食材を購入するために業者ごとに発注書を作成する。

② 食材の納品時に，発注どおりの質と量か，確認（検収）する。

必要な食材（質と量）が納品されるように，適切な発注，正確な検収のために作成する。

● 帳票作成の方法

① **発注先**：注文する業者名（店名）を記入する。

② **発注日，発注元，納品日**：発注年月日，発注元の名称・連絡先（住所や電話番号），納品の年月日・時間・場所を記入する。

1）発 注 用（a）

① **食品名**：帳票No.7-1から，発注する食品名を記入する。

② **発注量**：①の食品の数量と規格を確認し，発注量を決定する（**資料5**のような価格表を施設ごとに整備しておく）。

　・重量発注の場合は重量を，個数発注の場合は個数を記載する。

　・カットした肉や魚は，個数（切れ，枚など）とともに全体の重量（kg）を記載する。

③ **予定金額**：購入予定業者から見積もりをとり，それに基づいて，発注量に対応した納品予定金額を算出する。

④ **備考・規格**：必要に応じて記入する。

　・個数発注の場合は，重量を記載する。

　・カットした肉や魚を注文する場合は，大きさと数（例：70g×100枚）を記載する。

　・規格を指定する場合は，内容（例：商品のブランド名，野菜や果物の品種，調味料の1本当たりの容量）を記載する。

⑤ 発注漏れや誤記入がないか複数人で確認する。

2）納品チェック用（b）

① **検収量**：納品時には，必ず発注どおりの数量が納品されているか，計量などを行って確認する。肉や魚を大きさと数（例：70g×100枚）で発注した場合は，枚数を数えるのは困難であるため，全体の重量を計量して確認を行う。

② **使用量**：実際に使用する量を記入する。

③ **受取責任者**：納品チェックを行い，検収した受取責任者を必ず記載する。

◆**資料5：取り扱い食材の種類，規格，価格**

商品名	内容量	価格（円）
濃口しょうゆ	1.8L	612
薄口しょうゆ	1.8L	612
サラダオイル	1.5kg	470
オリーブオイル	750mL	1,080
ごま油	1.65kg	1,862
棒寒天	15g（7.5g×2本）	200
粉ゼラチン	450g	432
インスタントコーヒー	100g	600

■帳票No.8　食材発注書（兼 納品チェック表）

帳票提出日：		年	月	日
班No.　　　（実習日：		年	月	日）
クラス　　　No.　　　氏名：				

	発注日　　　年　　　　月　　　　日（　　　）
○○○肉屋　　　　御中	発注元 （連絡先）　　住所 　　　　　　　　TEL
	納品日　　　年　　　　月　　　　日（　　　） 納品時間　　　　　　　　　納品場所

食品名 (a)	発　注　用 (a)			納品チェック用 (b)	
	数量 (kg・個)	予定金額 （円）	備考・規格 （規格：指定ある 場合のみ）	検収量 (kg・個数)	使用量 (kg・個数)
豚ロース	7kg	14,350	70g×100切れ	7kg	7kg
				受取責任者　関西　花子	

計　画／実　施	実　施

IV　サブシステムの計画・実施・評価

■帳票No.9　廃棄調査記録表　　　　　【計画／実施／評価・改善】

○**用意する資料**：帳票No.5　献立表(作業指示書)，帳票No.8　食材発注書（兼 納品チェック表），
資料4「施設の廃棄率表」

○**参考資料**：「日本食品標準成分表」＜廃棄率＞

● 帳票の目的と作成の考え方

① 実習時の廃棄量を計量して，廃棄率を算出・記録（廃棄調査記録）する。

② 計画（帳票No.5）と実施（実習）の廃棄率＊を比較し，その差の要因を検討する。

廃棄調査記録の検討から，廃棄量の削減，施設の廃棄率の標準化につなげる。また，実施後の廃棄率や使用量を確認し，検収時の納品チェック（食材の品質）を振り返る。

＊計画の廃棄率：**資料4**（p.21参照）のような施設で標準化した廃棄率を用いることが望ましい。それがむずかしい場合は，「日本食品標準成分表」等の廃棄率を参照する。

● 帳票作成の方法

○ **食品名**（a）：廃棄部分が生じる食品を記入する。同一食品を複数の料理で使用した場合は，料理名を（　　）内に記入する。

1）計　　画（b）

○ **純使用量，廃棄率，使用量**：帳票No.5から，転記する。

2）実　　施（c）

① **検収量**：帳票No.8から，転記する。

② **使用量**：多くの場合は検収量と使用量は等しいが，未使用量がある場合はそれを計量し，①の検収量から差し引いて算出する。

③ **廃棄量**：下処理を行い，廃棄量を計量する。

④ **純使用量**：②の使用量から，③の廃棄量を差し引いて算出する。

⑤ **廃棄率**：③の廃棄量を，②の使用量で除して算出する（廃棄率（％）＝廃棄量÷使用量×100）。

⑥ **廃棄状況**：食材の品質や廃棄部位などを記載する。

3）検収および廃棄調査に関する考察（d）

① **検収に関する考察**：検収時の食品の状況に関して，考察する。

② **廃棄調査に関する考察**：「1）計画」の廃棄率と，「2）実施」の廃棄率を比較し，その差（ずれ）について，下処理の技術，検収時の食品の状況，廃棄状況から考察する。

■帳票No.9　廃棄調査記録表

帳票提出日：			年	月	日
班No.	（実習日：		年	月	日）
クラス	No.	氏名：			

食品名 （a）	計画 （b）			実施 （c）					
	純使用量 （kg）	廃棄率 （%）	使用量 （kg）	検収量 （kg）	使用量 （kg）	廃棄量 （kg）	純使用量 （kg）	廃棄率 （%）	廃棄状況 （廃棄部位など）
ほうれん草	7	10	7.8	8	8	1	7	12.5	根，傷んだ葉
さつまいも	4	5	4.2	4.3	4.3	0.3	4	7.0	皮，両端
大根	1.5	15	1.8	1.7	1.7	0.15	1.55	8.8	皮
にんじん	1	15	1.2	1.2	1.2	0.15	1.05	12.5	へた，皮
しめじ	1	20	1.3	1.3	1.3	0.3	1	23.1	いしづき
糸みつば	0.3	25	0.4	0.5	0.46	0.15	0.31	32.6	根

検収に 関する考察 （d）	
廃棄調査に 関する考察 （d）	

計　画	実　施
評価・改善	

IV　サブシステムの計画・実施・評価

2 品 質 管 理

■帳票No.10　料理別献立表　　　　　　　　【計画／実施／評価・改善】

○**用意する資料**：帳票No.5　献立表（作業指示書），帳票No.6　栄養量算定用献立表

●帳票の目的と作成の考え方

① 提供する料理の品質を数量化してとらえ，設計品質を数量化する。

② 品質管理上に必要な品質管理基準を設定できるように，データを収集する。

③ 品質改善のポイントを明らかにするために，でき上がり予定量や盛り付け予定量とそれらの実施量や実施の味の濃度を確認する。

　利用者が満足できる品質を設計書に表現する。調理従事者が料理のでき上がりをイメージし，同じ品質を目指して調理作業が行えるよう設計品質を標準化し，品質管理基準を示すことが必要である。

　各施設の設備や人的資源に応じて，料理ごとに品質管理基準を設定しておくことが重要である。

　給食における具体的な品質には，①でき上がり重量，調味％など，数値でとらえることができるもの，②硬さや見た目など，評価者の主観によるものとがある。ここでは，①の主に数値で把握できるものについて取り上げる。

　例）めしの品質

　めしの品質管理基準は，炊き上がり倍率である。対象者に合わせて，米を何倍のめしに炊き上げるのかを設定する。

　事前に把握しておかなければならないのは，使用する炊飯器の炊飯時の蒸発率である。蒸発率の把握によって，設定した炊き上がり倍率に仕上げるための加水量の算出が可能となる。

●帳票作成の方法

① 帳票No.5，6を参照して，計画版，実施版を，別々の用紙を用いて作成する。

② 品質管理基準（でき上がりの重量，味（調味割合），色など）を，過去のデータ（帳票No.11）に基づいて作成・確認する。

　・**めし**：炊き上がり倍率を定め，炊飯時の蒸発率を考慮して加水量を決定する。

　・**焼き物**：焼き上がりの重量の歩留まりを考慮して加熱条件を決定する。

　・**ゆで物**：ゆで上がりの状態や放水量を予測し，ゆで水の量，投入量，加熱条件を決定する。

■帳票No.10－1　料理別献立表（主菜・副菜用）

帳票提出日：		年	月	日
班No.	（実習日：	年	月	日）
クラス	No.	氏名：		

○献立名：豚味噌焼き（付け合わせ：さつまいもの素揚げ）

○料理の種類：(主菜)・副菜（該当するものに○）

○　(計画)　／　実施　（該当するものに○）

料理名	食品名	1人分 純使用量 (g)	廃棄率 (%)	使用量 (g)	価格 (円)	(100)人分 純使用量 (kg)	使用量 (kg)	調味%	調理方法の指示
豚味噌焼き	豚ロース 淡色味噌 酒 みりん 砂糖	70 6 4 3 0.4		70 6 4 3 0.4	143.5 1.3 2 1 0.1	7 0.6 0.4 0.3 40g	7 0.6 0.4 0.3 40g	肉の1%塩分 肉の2%糖分（3：1）	①肉の筋切りをする。 ②淡色味噌・酒・みりん・砂糖を合わせて調味液をつくり，1/2に分ける。 ③バット2つに①の肉を50切れずつ入れ，②の調味液に30分漬け込む。 ④スチームコンベクションオーブン（スチコン）を，コンビモード220℃で予熱する。 ⑤天板に③の肉を10切れ並べ，スチコンに5天板ずつ，220℃で6分焼く（2回転実施）。 ⑥ホットパンに移して温蔵庫に入れておき，提供時に肉を切って和皿角に盛り付ける。
さつまいも（付け合わせ）（さつまいもの素揚げ）	さつまいも 調合油(吸油)	40 2.4	5	42 7.2	13.4 1.6	4 0.24	4.2 0.72	吸油率6%	①いもの両端を取り，1人2枚（厚さ8mm程度）になるように，輪切りないしは半月切りにして水にさらしておく。 ②IHフライヤーに油を入れ，180℃で予熱する。 ③水を切り，25人分ずつ（4等分）に分けてザルに入れる。 ④IHフライヤーに，③を1回に25人分ずつ入れ，180℃，7分で揚げる。 ⑤網ですくって油を切り，ホットパンに移して温蔵庫に入れる。 ⑥豚味噌焼きの手前に，1人2枚になるように盛り付ける。

でき上がり（計画：目標，実施：結果）	品質管理基準	保冷・保温・盛り付け
盛り付け重量　肉　　65　g/人 調味%　塩分　肉　の　1　% 　　　　糖分　肉　の　2　% 付け合わせ重量：35g 温度や外観 その他	下調理 ・肉：筋切りをする。 ・いも：厚さ8mmで，太さにより輪切りか半月切りにする（1人，20g×2個）。 本調理 ・肉：合わせ調味料に30分漬け込む。スチコン220℃，6分，1回に10切れ/天板×5天板。歩留まり80%。 ・いも：フライヤー180℃，7分，1回に25人分ずつ。歩留まり80%。 その他	保温・保冷方法 　温蔵庫で保温 使用食器 　和皿角 盛り付け方法（場所・器具） 　カウンター手前の盛り付け台 盛り付けのポイント 　肉の右手前にいもを盛る。

計　画／実　施

■帳票No.10－2　料理別献立表（主食・汁物・その他用）

帳票提出日：		年	月	日
班No.　　（実習日：		年	月	日）
クラス　　　　No.　　氏名：				

○献立名：めし

○料理の種類：主食・汁物・その他（該当するものに○）

○　計画　／　実施　（該当するものに○）

料理名	食品名	1人分 純使用量 (g)	廃棄率 (%)	使用量 (g)	価格 (円)	(100) 人分 純使用量 (kg)	使用量 (kg)	調味%	調理方法の指示
め　し	胚芽精米 水	85 115		85 115	38.1 0	8.5 11.5	8.5 11.5	米の1.35倍	①米を1釜（50人分）単位で計量する。 ②1.35倍の水を加え，60分以上浸水する。 ③炊飯する。 ④計量してから飯をほぐす。 ⑤ライスボックス2つに移して保温する。 ⑥飯碗に盛り付ける。 1釜＝米4.3kg＋水5.8kg＋釜重量3.6kg

でき上がり（計画：目標，実施：結果）	品質管理基準			保冷・保温・盛り付け
盛り付け重量　　　185　　g/人	主食	洗米時間	分	保湿・保冷方法
主食：炊き上がり倍率　　2.2　倍		加水倍率	1.35　倍	ライスボックスで保温
調味%　塩分　　　の　　　%		浸水時間	60　分	
糖分　　　の　　　%				
	汁物　だし	食材　水の　%		使用食器
		食材　水の　%		飯碗
温度や外観		加熱条件		
その他 　胚芽精米のため，洗米しない。	本調理　加熱条件			盛り付けのポイント 　飯碗の縁にめしがつかないように注意する。
	その他			

計　画　／　実　施

■帳票No.11　でき上がり量記録表　　【計画／実施／評価・改善】

●帳票の目的と作成の考え方

○　でき上がり重量，炊き上がり倍率，炊飯時の蒸発量，めしを別の容器に移す際の廃棄量（移し替えよる蒸発を含む），盛り付け後に容器に残った重量，提供重量を把握する。

●帳票作成の方法

1）めし（帳票No.11-1）

① **計画**（a）：炊飯釜ごとに，投入した米の重量，加水量，予定の炊き上がり倍率を記入する。

② **実施**（b）：炊飯直後の釜に入った状態でのめしの重量，移し替え後の容器に入った状態でのめしの重量，提供後の盛り残し重量を記入する。

③ **評価**（c）：適合品質（製造品質）としての評価を行う。

2）焼き物（帳票No.11-2）

調理前後の重量変化を把握することによって，歩留まりを算出する。歩留まりが小さい場合，製品が硬かったり，過加熱であったりすることが把握できる。

① **計画**（a）：機器の設定条件（温度や時間）の計画値を決める。

② **実施**（b）：加熱前の重量，加熱後の重量を計測する。

③ **評価**（c）：歩留まりを把握し，適切な硬さにできたか評価する。

3）ゆで物（帳票No.11-3）

洗浄による付着水の状況，ゆで水と1回の青菜の投入量の関係，下味による放水量と予測食塩残存量，本調味，でき上がり重量を把握する。

① **調理前の重量**（a）：使用量（検収量），廃棄量，純使用量（正味重量）を記入する。

② **洗浄による付着水の状況**（b）：洗浄後の重量の予測を記入する。

③ **ゆで水と投入量の関係**（c）：ゆで作業に使用する水の設定（食材の何倍の水を準備するのか），投入から再沸騰までの時間を記入する。

④ **下味操作**（d）：下味に用いた食塩相当量（純使用量に対しての塩分%），下味時間，絞る直前の重量，絞り後の重量（純使用量に対して何%に絞ったのか），放水量（絞り操作で出たものを含む），放水量の塩分を測定し，下味として食材に残った食塩相当量を算出する。

⑤ **本調味**（e）：でき上がり重量（f）から，実際に使用した調味料の食塩相当量を算出する。下味操作で食材に残った食塩相当量から，実際にでき上がったお浸しの食塩濃度を算出する。

⑥ **評価**（g）：絞りによる重量変化など，適合品質（製造品質）としての評価を行う。

4）汁物（帳票No.11-4）

① **計画**（a）：水量，だしに使用する材料の分量を記入する。

② **実施**（b）：実際に使用した水量，材料の分量，でき上がっただしの重量を記入する。

③ **評価**（c）：実際の蒸発量および蒸発率を算出する。予定どおりでなかった場合には，どこに原因があったのか考える。

■帳票No.11-1　でき上がり量記録表（めし）

帳票提出日：		年	月	日
班No.	（実習日：	年	月	日）
クラス	No.	氏名：		

米	種類：				生産年度：		
使用機器	炊飯器						

	炊飯釜 No.	炊飯前					(a)
炊飯による 米の重量変化		炊飯分量 （人分）	米の重量 （kg）	釜の重量 （kg）	洗米時間 （分）	加水量	浸水時間 （分）
						(kg)	(倍)	
	1	50	4.3	3.6	3	5.8	1.35	60
	2	50	4.3	3.6	3	5.8	1.35	60

	炊飯釜 No.	炊飯			(b)
		炊飯直前の水温 （測定できた場合）	炊飯開始時刻	終了ブザー時刻	炊き上がり計量時刻
	1	20℃	11：00	11：40	11：40
	2	20℃	11：00	11：40	11：40

	炊飯釜 No.	でき上がり重量				炊飯終了時の 炊飯釜の重量〔B〕 （kg）	炊飯釜の重量〔C〕 （kg）
		計画		実施〔A＝B－C〕			
		(kg)	(倍)	(kg)	(倍)		
	1	9.46	2.2	9.37	2.18	12.97	3.6
	2	9.46	2.2	9.46	2.2	13.06	3.6

	炊飯釜 No.	使用した保温容器	保温容器＋ めしの重量〔D〕 （kg）	保温容器の重量〔E〕 （kg）	保温容器へ移動後の 1人分の盛り付け重量 〔F＝(D－E)÷人数〕 （g）
保温容器への 移動による めしの重量変化	1	ライスボックス	11.12	1.92	184
	2	ライスボックス	11.17	1.92	185
(b)					

	炊飯釜 No.	供食終了後の 保温容器の重量〔G〕 （kg）	供食数 （人）	盛り残し重量 〔H＝G－E〕 （kg）	欠食数 （人）
盛り残し重量	1	1.94	50	0.02	0
	2	2.22	48	0.3	2
(b)					

評価	
(c)	

実　施／評　価

■帳票No.11-2　でき上がり量記録表（焼き物）

帳票提出日：			年	月	日
班No.	（実習日：		年	月	日）
クラス	No.	氏名：			

料理名	豚味噌焼き										
使用機器	スチームコンベクションオーブン										
下味時間	開始時刻：10：30				終了時刻：11：00						

	投入回数	設定モード (a)	投入時庫内温度(℃) (a)	設定温度(℃) (a)	加熱時間(分) (a)	オーブンの位置	天板No.と重量 (kg)	加熱前重量(b) 天板込み (kg)	加熱前重量(b) 正味 (kg)	加熱後重量(b) 天板込み (kg)	加熱後重量(b) 正味 (kg)
						1	1 − 1.01	1.76	0.75	1.63	0.62
						3	2 − 1.01	1.79	0.78	1.66	0.65
	1	コンビモード	163	220	6	5	3 − 1.03	1.81	0.78	1.71	0.68
						7	4 − 1.01	1.76	0.75	1.63	0.62
						9	5 − 1.01	1.79	0.78	1.66	0.65
加熱による重量変化											

1枚の天板への投入量 (b)	70　g/切れ×　10　切れ
評価 (c)	

実　施／評　価

■帳票No.11-3　でき上がり量記録表（ゆで物）

帳票提出日：	年　　　　月　　　　日	
班No.　　　（実習日：	年　　　　月　　　　日）	
クラス　　　　No.　　　氏名：		

料理名	ほうれん草のお浸し				
使用機器	ガス回転釜				
	投入回数	1	2	3	4
調理前の重量 （a）	使用量（kg）	4.6	4.6		
	廃棄量（kg）	0.4	0.39		
	正味重量（kg）	4.2	4.21		
調理中の 重量変化	洗浄 （b）｜洗浄後の重量（kg）　測定時刻	7.24（ 9 :52）	7.35（10:05）		
	洗浄｜ゆでる直前の重量（kg）　測定時刻	5.88（10:12）	5.83（10:25）		
	洗浄後水切り時間（分）	20	20		
	加熱｜ゆで水の量（kg）	50	50		
	ゆで水に対する投入割合（％）	11.8	11.7		
	ゆで時間 1 ：再沸騰までの時間（分）	0.5（30秒）	0.5（30秒）		
	ゆで時間 2 ：合計時間（分）	2	2		
	冷却方法	水冷	水冷		
	冷却 下味 絞り｜放冷（水きり）　開始時刻	10：20	10：35		
	放冷（水きり）　終了時刻	10：25	10：40		
	下味の調味％（／正味重量）	0.5	0.5		
	下味に用いた塩分量（g）	21	21		
	絞る直前の重量（kg）	4.0	4.2		
	絞った後の重量（kg）	2.9	2.9		
	絞りによる重量変化（％）（／正味重量）	69.0	68.9		
	本調味｜主材料の重量（kg）＝絞り後重量	2.9	2.9		
	副材料の重量（kg）				
	調味料｜何を　　しょうゆ　（g）	140	140		
	何を　　　だし　　（g）	140	140		
	何を　　　　　　　（g）				
	何を　　　　　　　（g）				
調理後の重量 （f）	でき上がり重量（kg）	3.18	3.18		
	1 人分の盛り付け重量（g）	64	64		
評価 （g）					

実　施／評　価

■帳票No.11-4　でき上がり量記録表（汁物）

帳票提出日：		年	月	日
班No.　　（実習日：		年	月	日）
クラス　　　No.　　氏名：				

料理名	野菜椀
使用機器	IH回転釜

		1人分（g）		100人分（kg）	
	食品名	計画（a）	実施（b）	計画（a）	実施（b）
純使用量	大根	15	17	1.5	1.7
	にんじん	10	11	1.0	1.1
	しめじ	10	9	1.0	0.9
	油揚げ	5	5	0.5	0.5
	糸みつば	3	3	0.3	0.3
	だし汁	120	120	12.0	12.0
	食塩	0.5	0.5	0.5	0.5
	しょうゆ	2.9	2.9	0.29	0.29
	酒	1	1	1.0	1.0

	水量（kg）	でき上がり量（kg）		加熱開始時刻	沸騰した時刻	消火時刻	火加減[3]
だしを とるまでの 過程		計画（a）	実施[1]（b）				
	15	12.2	12.4	9：45	10：15	10：20	4→2

		計画　　　　　　（a）	実施　　　　　　（b）
汁物が でき上がる までの過程	加熱時間[2]	30分	開始時刻：11：05 終了時刻：11：30
	火加減[3]	4	4
	でき上がり量（kg）	15.0	15.2
	1人分でき上がり量（g）	150	152
	調味%（でき上がり量に対して）	0.6	0.6
	提供時の調味%（測定値）		0.77

評価 （c）	

[1]　重量の測定：実測できない場合は容量棒による推定でよい。
[2]　だしをとった後の加熱開始～料理のでき上がり（加熱時の蓋の有無を観察しておく）。
[3]　IH回転釜の場合は，ダイヤル番号。

計　画／実　施／評　価

■帳票No.12　提供重量および残菜重量調査記録表　【計画／実施／評価・改善】

○**用意する資料**：帳票No.11　でき上がり量記録表

● 帳票の目的と作成の考え方

提供重量と残菜重量の2つの側面から，品質管理の考察を行う。

① 提供重量と残菜重量の調査結果から，1人分提供重量，残菜率，1人分残菜重量，1人分摂取量を算出する。

② 算出された数値から，盛り付け精度を確認する。

算出された1人分提供重量は，1人分盛り付け予定量と比較することによって，盛り付け精度の確認ができる。また，残菜の内容や量から，利用者に食事が受け入れられたか，品質について検討できる。さらに，1人分摂取量から，エネルギーと栄養素のおおよその摂取量の把握が可能である。

● 帳票作成の方法

① **料理名**（a）：盛り付け時に複数の料理を1皿に盛り合わせる場合には，料理ごとに記入する。

　例）牛乳かん：牛乳寒天，シロップに分割して記入する（残菜回収時に一緒になる場合でも，盛り付け時に別々の場合には分けて記入する）。

② **提供重量，残菜重量，その他の算出・計測**（b）

・**仕込み食数**〔A〕：当日の仕込み食数を記入する。

・**でき上がり重量**〔B〕：実際にでき上がった料理の重量を計測する。帳票No.11の品質管理基準によるでき上がり重量の予測どおりの重量に調理できたか，確認する。

・**盛り残し重量**〔C〕：提供（盛り付け）終了後に料理が残っている場合，その重量を計測する。AとFが一致していれば，盛り残しはなく，AよりFが少ない場合は，実際には予定数を提供していないことであり，提供しなかった対象者分が残っていなければならない。

・**提供（供食）重量**〔D〕：実際に喫食者に提供した料理ごとの重量を，「B－C」で求める。

・**1人分盛り付け予定量**〔E〕：「B÷A」で求める。また，盛り付け時にロスがでるものは，それを考慮して数値を決める場合もある。

・**提供（供食）数**〔F〕：実際にサービスした食数を記入する。

・**1人分提供（供食）重量**〔G〕：「D÷F」で求める。

・**残菜重量**〔H〕：実際に残されている料理について，料理ごとに重量を把握する。前述のように，分離回収が不可能なものは，一緒に回収して計測する。

　例）牛乳かん：牛乳寒天とシロップは分離して利用者から回収することは難しいため1品として扱い，一緒に回収する。

・**残菜率**〔I〕：提供（供食）重量のうち，何％が残されていたか，「H÷D」で求める。

・**1人分残菜重量**〔J〕：「H÷F」で求める。この重量はあくまでも平均値である。

・**1人分摂取量**〔K〕：「G－J」で求める。

③ 評価・改善（c）

- **提供重量**：予定量の盛り付けができていたか，平均値ではあるが，確認と考察を行う。同時に，盛り付け誤差が大きくなかったかについても確認する。料理単位および1食の食事としての提供重量の適否を考察する。
- **残菜状況**：何人くらいが残したかを考えながら，食べ残しの原因について考察し，献立の改善点を検討する。
- **エネルギー密度**：提供重量1g当たりのエネルギー密度を考察し，料理の特徴を確認する。あわせて，エネルギー・栄養素の平均的な摂取量を考察し，1食としての適量を考える。

■帳票No.12　提供重量および残菜重量調査記録表

帳票提出日：	年	月	日
班No.　　（実習日：	年	月	日）
クラス　　　　No.　　氏名：			

		料理名 (a)		全体	めし	豚味噌焼き	さつまいもの素揚げ	ほうれん草のお浸し	野菜椀
提供重量・残菜重量	A	仕込み食数	(食)		100	100	100	100	100
	B	でき上がり重量	(kg)	62.7	17.78	6.78	3.33	6.04	15.53
	C	盛り残し重量	(kg)	2.07	0.19	0.13	0.06	0.12	1.32
	D	提供重量［B−C］	(kg)	60.63	17.59	6.65	3.27	5.92	14.21
	E	1人分盛り付け予定量*［B/A］	(g)	634	185	68	33	60	155
	F	提供数	(食)		98	98	98	98	98
	G	1人分提供重量［D/F］	(g)	621	187	68	33	60	140
	H	残菜重量	(kg)	0.84	0.24	0.01	0	0.05	0.15
	I	残菜率［H/D×100］	(%)	1.4	1.36	0.15	0	0.8	1.06
	J	1人分残菜重量［H/F］	(g)	8.5	2.4	0.10	0	0.5	1.5
(b)	K	1人分摂取量［G−J］	(g)	612.5	184.6	67.9	33	59.5	138.5
評価・改善		提供重量							
		残菜状況							
(c)		エネルギー密度 (kcal/g)							

* 盛り付け時のロスを考慮して決定。

実　施／評価・改善

■帳票No.13　検食簿　　　　　　　　　　　　【計画／実施／評価・改善】

○**用意する資料**：帳票No. 5　献立表（作業指示書），帳票No. 6　栄養量算定用献立表，帳票No. 7　食材日計表，帳票No.12　提供重量および残菜重量調査記録表

●帳票の目的と作成の考え方

① 給食の運営責任者（施設長など）が，食事の栄養面（量および質），料理のでき栄え，色，味について，さらに匂いなど衛生面から異常がないか，確認する。本来は，調理後供食前に実施する。

② 評価項目，評価方法，その活用について学ぶ。

食事の確認は，喫食者にとって適切であるかの確認でなければならず，検食簿は食事内容改善の資料となる。なお，確認終了後に検食者は，検食簿に捺印をする。

●帳票作成の方法

1）計 画 時

① **献立名**（a）：その日の献立名を記入する（帳票No. 5参照）。

② **栄養量**（b）：計画段階での栄養量を記入する（帳票No. 6参照）。

③ **食材費**（c）：計画段階での食材費を記入する（帳票No. 7参照）。

2）供 食 後

① **食数**（d）：仕込み食数を記入する。

② **献立**（e）：各評価項目に沿って評価し，その理由を記入する。

③ **料理別**（f）

・料理別の提供重量（盛り付け予定量）を記入し，各評価項目に沿って評価してその理由を記入する。

・その他，評価項目に示されていない項目（食材の配合比率，外観，テクスチャー，香りなど）についても総合的に評価する。

・本日の主菜について，他の料理との組み合わせはないか考える。この時には，栄養量，味，作業性など総合的な面から考えるとよい。

④ **食器類**（g）：食器の使い方（選択）は適切であったか，評価する。

⑤ **サービス**（h）：食事提供のサービス状況について評価する（あいさつ，提供状況，食環境など）。実習の場合，提供前の検食がむずかしいことが多いため，提供中の様子の確認も含めて，検食することを想定している。

⑥ **異物混入**（i）：検食した食事の異物混入の状況を記録する。

■帳票No.13　検食簿

帳票提出日：			年	月	日
班No.	（実習日：		年	月	日）
クラス		No.	氏名：		

○検食者：職種　　　　　　　　氏名　　　　　　　　　印　　　○喫食時間：

献立	献立名 (a)		主　　食：めし 主　　菜：豚味噌焼き 付け合わせ：さつまいもの素揚げ			副　菜：ほうれん草のお浸し 汁　物：野菜椀 デザート：みつ豆	
	栄養量 (b)		エネルギー：　　659　　kcal 脂　　質：　　16.5　　g			たんぱく質：　　21.8　　g 食塩相当量：　　2.5　　g	
	食材費 (c)		334円				
	食数 (d)		100食（保存食1，サンプル1，検食1を含む）				
献立 (e)	項目		評価			理由	
	料理，味の組み合わせ方		（よい）　　ふつう　　悪い			和風で統一されていた。	
	1人分の量		多い　　（丁度よい）　　少ない				
	盛り付け方		よい　　（ふつう）　　悪い				
各料理	料理名	項目	評価			理由	
	主食 （重量185 g）*1	味	よい　　（ふつう）　　悪い			おいしく炊けていた。	
		量	多い　　（丁度よい）　　少ない				
		温度	（適温）　　適温でない*2				
	主菜 （重量68 g）*1	味	（よい）　　ふつう　　悪い			丁度よかった。ご飯も進んだ。	
		量	多い　　（丁度よい）　　少ない				
		温度	適温　　（適温でない*2）			冷めていた。	
	付け合わせ （重量33 g）*1	味	よい　　ふつう　　悪い				
		量	多い　　丁度よい　　少ない				
		温度	適温　　適温でない*2				
	副菜 （重量60 g）*1	味	よい　　（ふつう）　　悪い			ゆで具合が丁度よかった。	
		量	多い　　（丁度よい）　　少ない				
		温度	（適温）　　適温でない*2				
	汁物 （重量155 g）*1	味	よい　　（ふつう）　　悪い			だしの風味がよく効いていた。	
		量	多い　　（丁度よい）　　少ない				
		温度	（適温）　　適温でない*2				
	デザート （重量133 g）*1	味	（よい）　　ふつう　　悪い			黒みつと具のバランスがよかった。	
		量	多い　　（丁度よい）　　少ない				
		温度	（適温）　　適温でない*2			冷たく食べることができた。	
(f)	その他の項目 （食材の配合比率，外観， テクスチャー，香り　など）						
	本日の主菜との考えられる 組み合わせ		小松菜の辛し和え，沢煮椀				
	食器類 (g)						
	サービス (h)		「いらっしゃいませ」のあいさつの声もよく聞こえていた。				
(i)	異物混入	有無	なし				
		料理名					
		内容					

*1　料理の重量は，盛り付け予定量（でき上がり重量より算出）。
*2　温菜の場合は「冷めている」，冷菜の場合は「冷たくない」。

評価・改善

3　生 産 管 理

■**帳票No.14　調理工程表**　　　　　　　　　【計画／実施／評価・改善】

● **帳票の目的と作成の考え方**

　　○　食材が料理に変換されるプロセスである生産過程（調理工程）を理解する。

　１皿を単位とし，「大量調理施設衛生管理マニュアル」に基づく作業区域および使用機器と関連づけて工程を考える。

● **帳票作成の方法**

① **料理名**（a）：主食，主菜，副菜，汁物，デザートの料理別に，１皿を単位として料理名を記入する。

② **調理工程**（b）：食品ごとに調理操作に対応する作業区域に分け，調理操作をフローチャートで記載する。

コラム
調理工程と作業工程との違い

　給食の運営における工程管理の対象には，調理工程と作業工程がある。

■**調理工程表**

　食材に着目し，人および機器を介して，食材が料理に変換されるまでの生産過程を示すもの。

■**作業工程表**

　食材を料理に仕上げて提供するまでの人の作業と機器の稼動を，調理工程に合わせ，時間軸に沿って組み立てるもの。帳票No.15-2が調理員別の作業工程であるのに対して，それを料理ごとに調理員全員の作業工程をまとめたのが帳票No.15-1である。　　　　　　　　　　　　（高橋）

■帳票No.14　調理工程表

帳票提出日：		年	月	日
班No.　　（実習日：		年	月	日）
クラス　　　No.　　氏名：				

料理名 (a)	豚味噌焼き，付け合わせ（さつまいもの素揚げ）			
調理室名	肉・魚下処理室	野菜下処理室	主調理室	
	汚染作業区域	汚染作業区域	準清潔作業区域	清潔作業区域
調理工程 (b)				

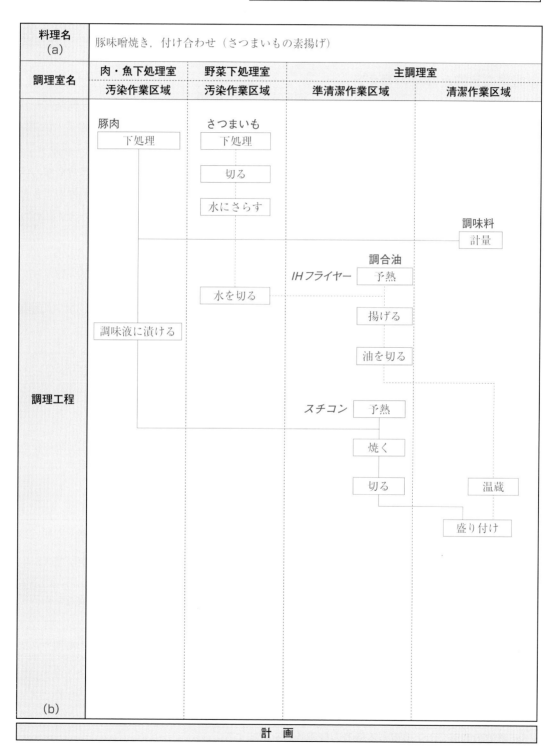

計　画

■帳票No.15-1　作業工程表（料理別）　　【計画／実施／評価・改善】

○**用意する資料**：帳票No.5　献立表（作業指示書），帳票No.14　調理工程表，資料6「労働生産性」，資料7「調理器具の数」，資料8「機器の能力」，資料9「1バット当たりの肉・魚の投入量」，資料10「作業分類」

● 帳票の目的と作成の考え方

　① 生産管理（調理・提供工程管理）の対象として"人の作業"に焦点を当て，人と機器によって，食材が料理に変換されるまでの作業工程を，料理別に整理する。

　② 複数の作業者により，複数の料理の生産が同時に行われることに由来する問題を調整する。

　帳票No.5と帳票No.14に基づいて，人の作業（調理操作）と機器の稼働を，時間軸に合わせ，作業区域に分けて組み立てる。作業工程は，開始時刻，食事提供開始時刻を固定し，各料理のでき上がり時刻を決定する。限られた実習時間で料理が仕上がるように，調理員の作業能力（労働生産性）と人数，作業区域，機器の数と能力を考慮して，調理員を配置する。

　・労働生産性：事前に，作業に必要な標準時間を把握しておく（**資料6**）。

　・作業区域：広さ，食材と人の作業動線*を考慮して，料理間の調整を行う。

　・機器の数と能力：事前に，まな板・包丁などの調理器具の数（**資料7**），回転釜・炊飯器などの機器の能力（加熱までの所要時間など：**資料8**），さらに1バット当たりの食材投入量（1バットに並べられる魚の切り身や肉の数量；**資料9**）について，把握しておく。

　*作業動線：汚染作業区域から清潔作業区域へと一方通行になるようにする。

● 帳票作成の方法

　① **食事提供開始（喫食開始）時刻，作業開始（実習開始）時刻の設定**（a）

　　・食事提供開始時刻：料理がすべてでき上がり，盛り付け完了をゴールとして設定する。

　　・作業開始時刻：食事提供時刻，でき上がり時刻を考慮して決める。

　② **料理ごとの作業工程**（b）（**資料10**）：主体作業の主作業である下処理（主に汚染作業区域），主調理（主に準清潔作業区域および清潔作業区域），盛り付けや提供作業（清潔作業区域）の順に割り振る。主体作業に伴う付随作業も考慮して時間を設定し，さらに付帯作業を加える。

　③ **作業の所要時間**（b）

　　・主調理にかかわる人の作業の所要時間：調理員の調理技術や作業能力によって異なるが，平均的な時間（**資料6**）を用いて時間配分を行い，工程を組み立てる。

　　・調理機器の所要時間：機器の能力（**資料8**）から，湯を沸かす場合の沸騰までの時間やスチームコンベクションオーブンなどの予熱時間を事前に把握し，必要な時間として記入する。

　　・調理機器の個別能力に応じて調理回数が決定される場合，それを考慮して作業を計画する。

　④ **作業人員**（b）：料理ごとに，必要な人員を配置し，主作業の責任者を決めておく。

　⑤ **機器の利用**（c）：使用する機器の稼働時間を記入する。

■帳票No.15-1　作業工程表（料理別）

帳票提出日：		年	月	日
班No.	（実習日：	年	月	日）
クラス	No.	氏名：		

調理員番号	①	②	③	④	⑤	⑥	⑦	⑧	⑨	⑩	⑪	⑫	⑬	⑭	⑮
調理員名	AB	CD	EF	GH	IJ	KL	MN	OP	QR	ST	UV	WX	YZ		

時刻(a)　作業開始 9:45　10:00　10:30　11:00　11:30　喫食開始 12:00　12:30　喫食終了 12:50

調理工程

料理名	食材名	作業工程
めし	胚芽精米 ⑬	炊飯器／ライスボックス　計量　浸水　炊飯　蒸らし　⑫⑬配膳　＜主調理室＞
豚味噌焼き	豚ロース ④⑤	冷蔵庫　⑤⑧スチコン　筋切り　バットに並べる　漬け込む　天板に並べる　予熱8分　焼く　③切る・配膳　⑤⑧焼く　⑪切る・配膳　＜魚・肉下処理室＞
	調味料 ①	計量　＜主調理室＞　⑥⑦配膳
（付け合わせ）さつまいもの素揚げ	油 ①	IHフライヤー⑥⑦　油準備　点火　予熱　揚げる　温蔵　配膳　＜主調理室＞
	さつまいも ⑨⑩	洗浄・切る・あくぬき・水切り　＜野菜下処理室＞
ほうれん草のお浸し	ほうれん草 ②③⑥⑦	切る・洗浄・水切り　＜野菜下処理室＞
		ガス回転釜　コールドショーケース　②湯沸騰　ゆでる　冷却　絞る　本調味　配膳　冷蔵　③ゆでる　冷却　絞る　本調味　配膳
	調味料 ①	下味　本調味　＜主調理室＞
だし	かつおぶし	①昆布　かつおぶし
	昆布 ①	IH回転釜　計量.昆布浸水（1分加熱後3分蒸らす）　＜主調理室＞
野菜椀	調味料 ①	調味
	大根 ⑥	皮むき　洗浄　切る　IH回転釜　ホテルパン
	にんじん ⑦	皮むき　洗浄　切る　煮る　温蔵　①④配膳
	しめじ ⑧	洗浄　切る　①④　＜野菜下処理室＞　①④
	糸みつば ⑧⑪	洗浄　消毒・切る　冷蔵　＜野菜下処理室＞　＜主調理室＞①④
	油揚げ ⑬	ガスローレンジ　湯沸騰　油抜き　切る　①④　＜主調理室＞
みつ豆	粉寒天 ⑪	計量　ガスローレンジ　ブラストチラー　⑨⑩⑪⑫　コールドショーケース
	水 ⑪	計量　沸騰　煮溶かす　バットに流す　冷却／冷蔵　切る・合わせる・配膳　⑨⑩冷蔵・配膳（セルフ）
	みかん.缶 ⑫	ザルにあげる　冷蔵
	パイナップル（缶） ⑫	ザルにあげる　切る　冷蔵
	あかえんどうゆで ⑫	ザルにあげる　冷蔵
	黒砂糖 ⑫	計量　和鍋
	水 ⑫	計量　沸騰　煮溶かす　氷水で冷却　＜主調理室＞

機器利用

機器名	稼働時間	調理条件
スチコン		220℃　6分
IH回転釜		
ガス回転釜		
ガスローレンジ		
IHフライヤー		180℃　7分
炊飯器		

前日仕込み	ほうれん草を，重量で2等分にしておく。
実習当日厨房整備	

計　画

（右側縦書き）Ⅳ　サブシステムの計画・実施・評価

◆資料6：労働生産性（1人当たり）

食材を切る	時間（分/kg）
にんじん〔乱切り〕	36.7
りんご〔うさぎ〕	22.0
ピーマン〔ヘタ取り〕	22.5
ピーマン〔千切り〕	48.5
もやし〔根取り〕	49.4

食材をホテルパンに並べる	時間（分）
鶏もも肉80gを8枚並べる	0.5

ご飯を盛り付ける	時間（分）
1人190gのめし50杯分	36〜44

◆資料7：調理器具の数

調理器具		清潔作業区域	汚染作業区域	試作室	合計
包丁	黄色	2			2
	みどり	6	1	1	8
	青	1	1	1	3
	ピンク	1	2	1	4
	白	1			1
	その他	3	4		7
	菜切り包丁	2			2
まな板	白（加熱調理済み用）	2			2
	黄色（生野菜・果物用）	4			4
	みどり（野菜用）	4	3	1	8
	ピンク（肉用）		3	1	4
	青（魚用）		1	1	2
ボール	54cm　ステンレス	1	2		3
	52.5cm　ステンレス	5			5
	38cm　ステンレス		6		6
	35.5cm　ステンレス	3			3
	32cm　ステンレス	2	9		11
	26cm　ステンレス	4			4
	19cm　ホーロー	4			4
	32cm　その他	1			1
	21cm　その他	1			1
ザル	53cm　ステンレス	4	1		5
	32.5cm　ステンレス	2			2
	32cm　ステンレス	7			7
	27cm　ステンレス	2			2
	24.5cm　ステンレス	1			1
	22cm　ステンレス	1			1
	49cm　ポリエチレン		2		2
	47cm　ポリエチレン		2		2
	43cm　ポリエチレン		2		2
ホテルパン	グリル用	10		6	16
	ホテルパン（深い）	9		0	9
	ホテルパン（浅い）	6		6	12
	ホテルパン（蓋・水受け用）	7		6	13
	穴あきホテルパン（深い）	2		0	2
	穴あきホテルパン（浅い）	8		4	12

◆資料8：機器の能力

	条　件				所要時間
ガス回転釜40L	40L水満水まで				30秒
	40L水排水				1分30秒
	40L沸騰まで（ガス全開，室温21℃）				20分
ガス縦型炊飯器	条　件				炊飯時間
	1釜4.3kg（85g×50人分，室温21℃）				37分
スチームコンベクションオーブン	調理操作	モード	設定温度	投入量	所要時間（分）
	予熱	スチームモード	100℃		15
		コンビモード	200℃		25
	煮る	スチームモード	100℃	3バット	20
	焼く	コンビモード	200℃	3バット	10

◆資料9：1バット当たりの肉・魚の投入量

食材	大きさ	枚数
豚ロース	80g	7～8枚
鯖	70g	7～8枚
鶏もも皮付き	80g	7～8枚

◆資料10：作業分類

作業の分類			性質	例
作業	主体作業	準備作業*	・本来の作業のための準備作業 ・加工ロットごとに1回か，1日に1回だけ発生することが多い	食材の準備，ボールやザルなどの器具の準備，食材や器具を運搬し並べる，シンクや器具の洗浄・消毒，準備を目的とした室内移動，ガス開栓，口火の点火，機械の起動，エリア移動のための身支度
		主作業	・作業命令によって与えられる本来の作業のうち，直接的に仕事に寄与する部分 ・繰り返し発生する ・標準化の対象となる	食材の洗浄，皮むき，切る，衣つけ，天板に油を塗る，天板に並べる，機器（スチコン，ブラストチラー，鍋など）への食材の出し入れ，炒める，攪拌する，たれをぬる，味をみる，火力・温度調節，ウォーマーや冷蔵庫に移す，盛り付け，品質管理基準の確認（重量，温度，調味%の測定）
		付随作業	・作業命令によって与えられる本来の作業のうち，間接的に仕事に関与する部分 ・繰り返し発生する ・標準化が可能	器具をつかむ・移動させる，切る材料を並べる，機械の取っ手をつかむ，天板を機器から台へ運ぶ，主作業を目的とした室内移動
	片付け作業*		・本来の作業の後始末の作業 ・加工ロットごとに1回か，1日に1回だけ発生することが多い	シンクへの器具の運搬・洗浄・すすぎ，ごみ収集・廃棄，台の上を拭く，ガス栓を閉める，実習室の清掃
余裕	作業余裕		・作業の遂行上その発生を避けることのできない遅れ ・不規則に発生する ・標準化されていないことが多い	機器の調整，材料や器具の補充・補正，食材の運搬
	職場余裕		・管理上その発生を避けることのできない遅れ ・管理の改善で減少できる	調理（切り込み，冷却，加熱など）待ち，朝礼，終業時の清掃，停電，機械故障，けがの手当て，品質管理基準の確認（重量，温度，調味%の測定）に伴う時間
	疲労余裕		・疲労を回復するための遅れ ・通常の休憩や余裕では疲労が回復しない場合にのみ与える	調理中の疲労回復のための小休止，重い物を運搬中の一次置き
	用達余裕		・人間に普通に発生する生理的欲求	用便，水飲み，汗拭き
非作業			・個人的な理由による	遅刻，雑談

*付帯作業

（資料6～9：神戸女子大学資料
資料10：女子栄養大学の給食管理実習，給食経営管理実習資料）

Ⅳ　サブシステムの計画・実施・評価

■帳票No.15-2　作業工程表（調理員別）　　　【計画／実施／評価・改善】

○**用意する資料**：帳票No.15-1　作業工程表（料理別），資料6「労働生産性」，資料7「調理器具の数」，資料8「機器の能力」，資料9「1バット当たりの肉・魚の投入量」，資料10「作業分類」

●帳票の目的と作成の考え方

① 調理員ごとに作業の重なりがないか確認する。

② 調理員ごとに衛生管理上注意すべきポイントを確認する。

③ 調理員ごとに作業量の偏りがないか確認する。

調理員は，本帳票1枚で，自分自身の提供実習当日の流れを把握することができる。

●帳票作成の方法

① **食事提供開始時刻，作業開始（実習開始）時刻の設定**（a）：帳票No.15-1から転記する。

② **作業工程**（b）：帳票No.15-1より，調理員ごとに，作業開始時刻から作業終了時刻までを，時間の流れに沿って記載する（上段：料理名，中段：作業名）。

③ **作業区域**（b）：作業区域を記載する（下段）。作業の流れは，汚染作業区域から清潔作業区域へと一方通行であるか確認する。

④ **機器の利用**（c）：使用する機器の稼働時間を，帳票No.15-1から転記する。

コラム

作業動線図の作成

　作業動線図は食品の動きを線で示すもので，二次汚染を起こす可能性の高い食品（肉，魚，卵など）と，汚染させたくない食品（非加熱調理食品，和え物など）との交差を防ぐことを目的に作成する。また，以下の点を明確にする。

①食品の搬入口

②食品の保管部分

③汚染作業区域・非汚染作業区域の区分および機械器具など

④汚染作業区域から非汚染作業区域に食品を受け渡す場所または台など

⑤調理後食品の保管場所（配膳棚や配膳室など）

⑥献立名および使用されている食品名

⑦食品名と動線の凡例

（亀田）

■帳票No.15-2　作業工程表（調理員別）

帳票提出日：		年	月	日
班No.	（実習日：	年	月	日）
クラス	No.	氏名：		

時刻 (a)		作業開始 9:45　10:00		10:30		11:00			11:30			喫食開始 12:00		12:30	喫食終了 12:50
	調理員番号					作業工程									
作業工程 (b)	①	だし 計量、昆布浸水	さつまいも 豚味噌焼き／だし 油準備／調味／量計量・昆布取出し かつおぶし投入	ほうれん草のお浸し 下味	調味	野菜椀 大根・にんじん投入、調味	油揚げ・しめじ投入	ホテルパンへ移す	みつば投入	配膳					
		＜主調理室＞													
	②	ほうれん草のお浸し 切る・洗浄	ゆでる	冷却	絞る	調味	配膳			コールドショーケースで冷蔵					
		＜野菜下処理室＞			＜主調理室＞										
	③	ほうれん草のお浸し 切る・洗浄	ゆでる	冷却	絞る	調味	配膳		豚味噌焼き 切る・配膳						
		＜野菜下処理室＞			＜主調理室＞										
	④	豚味噌焼き 筋切り	バットに並べる	漬け込む		野菜椀 大根・にんじん投入	油揚げ・しめじ投入	ホテルパンへ移す	みつば投入	配膳					
		＜肉・魚下処理室＞				＜主調理室＞									
	⑤	豚味噌焼き 筋切り	バットに並べる	漬け込む		天板に並べる	予熱	スチコンで焼く							
		＜肉・魚下処理室＞				＜主調理室＞									
	⑥	ほうれん草のお浸し／野菜椀 切る・洗浄	大根下処理 （皮むき・洗浄・切る）		さつまいもの素揚げ 揚げる		温蔵	配膳							
		＜野菜下処理室＞			＜主調理室＞										
	⑦	ほうれん草のお浸し／野菜椀 切る・洗浄	にんじん下処理 （皮むき・洗浄・切る）		さつまいもの素揚げ 揚げる		温蔵	配膳							
		＜野菜下処理室＞			＜主調理室＞										
	⑧	野菜椀 糸みつば洗浄	しめじ下処理 （洗浄・切る）	糸みつば 消毒・切る		豚味噌焼き 天板に並べる	予熱	スチコンで焼く							
		＜野菜下処理室＞			＜主調理室＞										
	⑨	さつまいもの素揚げ 洗浄・切る	あくぬき	水切り		みつ豆 寒天切る	合わせる・配膳	コールドショーケースで冷蔵・配膳							
		＜野菜下処理室＞			＜主調理室＞										
	⑩	さつまいもの素揚げ 洗浄・切る	あくぬき	水切り		みつ豆 寒天切る	合わせる・配膳	コールドショーケースで冷蔵・配膳							
		＜野菜下処理室＞			＜主調理室＞										
	⑪	みつ豆 寒天をつくる（計量・湯沸騰・煮溶かす・バットに流す）		野菜椀 糸みつば 消毒・切る	みつ豆 寒天切る・合わせる・配膳		豚味噌焼き 切る・配膳								
		＜主調理室＞													
	⑫	みつ豆 黒みつをつくる（計量・湯沸騰・煮溶かす）		黒みつ冷却	フルーツ、赤えんどうをザルにあける	パイナップル切る	寒天切る、フルーツ、赤えんどう冷却	合わせる・配膳	配膳						
		＜主調理室＞													
	⑬	めし 米計量	野菜椀 油揚げ湯通し・油抜き	切る	めし 炊飯		蒸らし	配膳							
		＜主調理室＞													

	機器名	稼働時間	調理条件
機器利用 (c)	スチコン	◄――――►	220℃　6分
	IH回転釜	◄―――► 　◄―――►	
	ガス回転釜	◄―――►	
	ガスローレンジ		
	IHフライヤー	◄―――►	
	炊飯器	‐‐‐‐‐‐◄‐‐‐‐►	

前日仕込み	ほうれん草を，重量で2等分にしておく。
実習当日 厨房整備	

計　画

4　衛生管理・安全管理

■帳票No.16　衛生管理基準表　　　　　【計画／実施／評価・改善】

○**使用機器**：中心温度計，表面温度計など

●帳票の目的と作成の考え方

①料理別の衛生管理計画を立案する。

②衛生管理基準の実施状況を記録し，評価する。

　危害分析重要管理点（HACCP）[1]の概念に基づき，各料理の作業工程に沿って一般的衛生管理事項（PP）[2]，重要管理点（CCP）[3]の基準を設定する。衛生管理の管理対象別に工程中のリスクの所在を明らかにし，調理従事者の行動の指針を明確にする。

　各基準は，「大量調理施設衛生管理マニュアル」（厚生労働省）に基づき設定する。

●帳票作成の方法

○　**作業区域，作業区分，作業工程**（a）：料理ごとに記入する。

1）一般的衛生管理事項（PP）

　作業工程に沿って，管理対象である，"人（調理員）"，"機械・器具"，"食品"別に，衛生管理基準を記入する。

①　**人（調理員）の行動・作業**（b）

・作業区域や取り扱い食品に応じた身支度について記入する。

　　例）下処理室（主調理室）専用の着衣，マスク，使い捨て手袋，魚・肉専用の使い捨てエプロンや腕抜きなど

・手指の洗浄・消毒について記入する。

　　例）作業開始前，作業区域の移動，盛り付け・配膳前など

②　**機械・器具**（c）：作業区域や取り扱い食品などの違いによる専用の機械・器具の使用について記入する。

　　例）検収用，下処理用（魚介類用，食肉類用，野菜用），主調理用（加熱調理済み食品用，生食野菜用）の機械・器具など

③　**食品**（d）：原材料の種類と状態に応じた保管条件（温度），調理後から提供までの保管条件（温度，時間）などを記入する。

2）重要管理点（CCP）

①　**CCP No., CCP**（e）：各料理の作業工程におけるCCPを記入し，順に番号をつける。

　　例）加熱，冷却，消毒など

②　**管理基準（CL）**[4]（f）：温度，時間，pH，消毒剤濃度などの具体的な指標と基準値，および

そのための具体的な調理条件を記入する。

　例1）加熱：中心温度75℃，1分間以上（スチームコンベクションオーブン：コンビモード180
　　　℃，10分）

　例2）冷却：30分以内に中心温度20℃付近（ブラストチラー：ソフトチルモード，30分）

　例3）消毒：次亜塩素酸ナトリウム溶液200mg/Lで5分間

③ **改善措置**（CA）[*5]（g）：管理基準から逸脱した場合にとるべき改善措置を記入する。

　例）基準を満たすまで再加熱（消毒，冷却）する，廃棄するなど

3）実施，評価・改善

① **実施**（h）：衛生管理基準の実施状況を確認し，正しく実施できた場合は○を記入する。

② **評価・改善**（i）：問題があった場合には，その原因や改善案を記載する。

📖 用語の解説

[*1] **危害分析重要管理点**（HACCP：Hazard Analysis and Critical Control Point）
食品衛生上の危害の発生を，事前に防止することを目的とした，自主的な衛生管理のシステム。

[*2] **一般的衛生管理事項**（PP：Prerequisite Program）
HACCPシステムを導入するに当たって，前提条件として整備しておくべき基礎的な衛生管理事項。

[*3] **重要管理点**（CCP：Critical Control Point）
工程中に最も危害のリスクを除くことができる，または許容限界まで低下させることのできる管理点で，食品の安全性を保証するうえで「最後の砦」となる工程。

[*4] **管理基準**（CL：Critical Limit）
危害要因を管理するうえで，許容できるか否かを区別するために監視すべき客観的指標の基準。

[*5] **改善措置**（CA：Corrective Action）
管理基準から逸脱した場合にとる改善措置。

コラム
中心温度計

■ **構　造**
中心温度計は，本体と，接触式温度センサーを内蔵したプローブからなる。温度変化の感度を有するセンサーはプローブの先端である。

■ **食品の中心温度を測定する際の注意**
①温度計のセンサーを食品の中心部にさす。中心温度を測定できるような食材ではない場合には，調理釜の中心付近の温度を測定する。

②測定点は，3点以上とする。釜やオーブンなどで加熱する食品は加熱ムラができやすいため，温度が最も上がりにくい部位を測定する。

③野菜などをゆでる場合は，釜の湯の温度を測るのではなく，食品自体の温度を測定する。

■ **中心温度計の衛生管理**
中心温度計の本体と，直接食品に接触する温度センサー部分は，アルコールで消毒して使用する。冷却機や焼き物機などに付属している温度センサー部分も，同様に管理する。

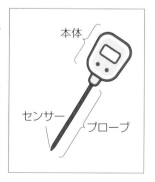
本体
センサー　プローブ

（縄田）

■帳票No.16　衛生管理基準表

○**料理名**：豚味噌焼き

作業区域	作業区分	作業工程	衛生管理 一般的衛生管理事項（PP）		
			人の行動・作業	機械・器具	食品
(a)	(a)	(a)	(b)	(c)	(d)
前室	検収準備	検収室入室	マスクの着用 専用白衣の着用 専用靴の使用 手指の洗浄・消毒		
検収室	検収	豚肉の品質，数量，品温の確認		検収用バット	納品温度：10℃以
	材料保管	検収室／下処理室のパススルー冷蔵庫で材料保管		魚・肉用冷蔵庫の使用	保管温度：10℃以
前室	下処理準備	魚・肉下処理室入室	マスクの着用 専用白衣の着用 専用靴の使用 手指の洗浄・消毒 エアシャワーの使用 使い捨て手袋着用 魚・肉下処理用使い捨てエプロン，腕抜きの着用		
(汚染作業区域) 魚・肉下処理室	下処理	豚肉のすじ切り		魚・肉下処理用のまな板，包丁の使用	
		豚肉の下味の調味		魚・肉下処理用のバットの使用	
	材料保管	魚・肉下処理室／主調理室のパススルー冷蔵庫で冷蔵			保管温度：10℃以
前室	主調理準備	主調理室入室	マスクの着用 専用白衣の着用 専用靴の使用 手指の洗浄・消毒 エアシャワーの使用		
(準清潔作業区域) 主調理室 (加熱コーナー)	主調理	豚肉を焼く			
(清潔作業区域) 主調理室 (盛り付けコーナー)	保管	盛り付けまで保温		主調理用（加熱済み食品用）のバットの使用 温蔵庫の使用	65℃以上で保管 間以内に喫食
	盛り付け	豚肉を切る	手指の洗浄・消毒 使い捨て手袋の着用，手袋着用後のアルコール噴霧	主調理用（加熱済み食品用）のまな板，包丁の使用	
		豚肉を盛り付ける	手指の洗浄・消毒 使い捨て手袋の着用，手袋着用後のアルコール噴霧	主調理用（加熱済み食品用）ターナーの使用 消毒済み食器の使用	
	提供	提供	手指の洗浄・消毒 使い捨て手袋の着用，手袋着用後のアルコール噴霧		
計　画					

| 帳票提出日： | 年 | 月 | 日 |
| クラス　　　No.　　　氏名： | | | |

班No.　　　（実習日：　　　年　　　月　　　日）

基準					
重要管理点（CCP）				実施 （○：遵守できた）	評価・改善
CCP No. （e）	重要管理 点（CCP） （e）	管理基準 （CL） （f）	管理基準を外れた 場合の改善措置 （CA） （g）	（h）	（i）
				マスクを忘れている者がいた。直ちにマスクの着用を指示。	調理員の身支度に関する知識を確認。検収開始前の衛生チェック体制の見直し。
				○	
				○	
				○	
				○	
				○	
				○	
				○	
1	十分な加熱	中心温度75℃，1分間以上の加熱（スチームコンベクションオーブン：コンビモード220℃，6分の加熱）	中心温度75℃，1分間以上を確認するまで加熱を続ける	基準に達していなかったため2分間の追加加熱を実施	天板投入に時間がかかり，庫内温度が著しく低下したことが原因と考えられる。作業方法を見直し，調理員に指示。難しい場合には，作業指示書の加熱条件の見直しも検討。
				○	
				○ （手袋の着用を忘れそうになったが，作業前に栄養士が気がつき，着用を指示）	調理員の手洗いに関する知識を確認。盛り付け開始前の衛生チェック体制の見直し。
				○	
				○	

実　施	評価・改善

Ⅳ　サブシステムの計画・実施・評価

■帳票No.17　安全・衛生チェック表　　【計画／実施／評価・改善】

○**使用機器**：残留塩素測定器（DPD法），放射温度計，温度計，湿度計，中心温度計など

● 帳票の目的と作成の考え方

① 提供実習日の安全・衛生状態を点検・記録する。

② 安全・衛生管理の実施状況を評価し，今後の対応策を検討する。

給食の調理工程における，安全・衛生管理事項の実施状況を点検・記録する。評価は，「大量調理施設衛生管理マニュアル」の基準に基づいて行い，衛生管理上の課題を明確化して，改善策を検討する。

安全・衛生チェック表一覧

帳票No.	対　象	目　的
No.17-1	飲用水，調理従事者	飲用水の評価，管理栄養士・調理員の体調や身支度などの記録・評価
No.17-2	食品，器具，施設・設備	作業工程における食品や調理器具の取り扱い，調理室や食堂などの施設・設備の衛生状態の記録・評価
No.17-3	食材	検収時の食材に関する記録・評価
No.17-4	環境，保冷機器	作業工程中の食堂や調理室の温度・湿度，保冷機器の温度の記録・評価
No.17-5	調理工程中の料理の温度	調理工程中の各料理の温度，保管条件の記録・評価

● 帳票作成の方法

1）飲用水，調理従事者（帳票No.17-1）

① **飲用水の点検表**（a）：採取場所・時刻を記入し，作業開始前後の使用水の色・濁り・臭い，異物，遊離残留塩素を測定する。

② **調理従事者の衛生管理点検表**（b）：調理前，調理中に，個々の管理栄養士・調理従事者の身支度などを点検し，適切な場合は○を，不適切な場合は×を記入する。

2）食品，器具，施設・設備（帳票No.17-2）

作業前（c），中（d），後（e）の食品や調理器具の取り扱い，調理室や食堂などの施設・設備の衛生状態を点検し，適切な場合は○を，不適切な場合は具体的内容を記入する。

3）検収時の食材（帳票No.17-3）

① **検収時**（f）：各食材の納入時刻，納入業者，生産地・製造者，鮮度，異物の混入，包装状態（破損等の有無），期限表示，ロット番号，品温（放射温度計を用いて測定）について記録する。

② **異常品がある場合**（g）：業者に返品・交換を依頼する。

■帳票No.17-1　安全・衛生チェック表（飲用水，調理従事者）

帳票提出日：		年	月	日
班No.　　　（実習日：		年	月	日）
クラス　　　　No.　　　氏名：				

記録日：		年　　月　　日		記入担当者（栄養士：				）

飲用水の点検 (a)		採取場所	採取時間	色	濁り	臭い	異物	残留塩素
	作業開始前	サラダコーナー	8：00	無色透明	なし	なし	なし	0.18mg/L
	作業終了後	サラダコーナー	14：30	無色透明	なし	なし	なし	0.16mg/L

		点検項目	担当者番号									
			1	2	3	4	5	6				
調理従事者の衛生管理	管理栄養士担当 調理前	1.　健康診断，検便検査の結果に異常はありませんか	○	○	○	○	○	○				
		2.　下痢，発熱などの症状はありませんか	○	○	○	○	○	○				
		3.　手指や顔面に化膿創はありませんか	○	○	○	○	○	○				
		4.　爪は短く切っていますか	○	○	○	○	○	○				
		5.　指輪やマニュキュアをしていませんか	○	○	○	○	○	○				
		6.　着用する実習着，帽子，前掛けは作業専用で清潔なものですか	○	○	○	○	○	○				
		7.　ピアス，イヤリング，ネックレスなどの装身具を外しましたか	○	○	○	○	○	○				
		8.　毛髪が帽子から出ていませんか	○	○	○	○	○	×				
	調理中	9.　毛髪が帽子から出ていませんか	○	○	○	○	○	○				
		10.　専用の履物を使っていますか	○	○	○	○	○	○				
		11.　手洗いを適切に行っていますか	○	○	○	○	○	○				
		12.　トイレには実習着のままで入らないようにしていますか	○	○	○	○	○	○				
		13.　実習室から出る場合には実習着を脱いでいますか	○	○	○	○	○	○				
		14.　手指に傷のある者が直接食品の取り扱いをしていませんか	○	○	○	○	○	○				
		15.　盛り付け・サービス時に必要に応じて手袋が使用されていましたか	○	○	○	○	○	○				
		16.　盛り付け・サービス時にマスクを使用していましたか	○	○	○	○	○	○				

		点検項目	担当者番号								
			11	12	13	14	15	16	17		
	調理員担当 調理前	1.　健康診断，検便検査の結果に異常はありませんか	○	○	○	○	○	○	○		
		2.　下痢，発熱などの症状はありませんか	○	○	○	○	○	○	○		
		3.　手指や顔面に化膿創はありませんか	○	○	○	○	○	○	○		
		4.　爪は短く切っていますか	○	×	○	○	○	○	○		
		5.　指輪やマニュキュアをしていませんか	○	○	○	○	○	○	○		
		6.　着用する実習着，帽子，前掛けは作業専用で清潔なものですか	○	○	○	○	○	○	○		
		7.　ピアス，イヤリング，ネックレスなどの装身具を外しましたか	○	○	○	○	○	○	○		
		8.　毛髪が帽子から出ていませんか	○	×	○	○	○	○	○		
	調理中	9.　毛髪が帽子から出ていませんか	○	×	○	○	○	○	○		
		10.　専用の履物を使っていますか	○	○	○	○	○	○	○		
		11.　手洗いを適切に行っていますか	○	○	○	○	○	○	×		
		12.　トイレには実習着のままで入らないようにしていますか	○	○	○	○	○	○	○		
		13.　実習室から出る場合には実習着を脱いでいますか	○	○	○	○	○	○	○		
		14.　手指に傷のある者が直接食品の取り扱いをしていませんか	○	○	○	○	○	○	○		
		15.　盛り付け・サービス時に必要に応じて手袋が使用されていましたか	○	○	○	○	○	○	○		
(b)		16.　盛り付け・サービス時にマスクを使用していましたか	○	○	○	○	○	○	○		

実　施／評　価

■帳票No.17-2　安全・衛生チェック表（食品，器具，施設・設備）

帳票提出日：		年		月		日
班No.　　（実習日：		年		月	日）	
クラス　　　　No.		氏名：				

記録日：	年　　　月　　　日	記入担当者（栄養士：　　　　　　　　　　　）

		点検項目	点検結果
作業前の点検　記入担当者（　　）(c)	食品の取り扱い	1. 原材料の納入に際し立ち会いましたか	○
		2. 検収での発注控に基づき点検を行いましたか	○
		3. 原材料は納入時の時刻および温度の記録がされていますか	○
		4. 原材料は分類ごとに区分して，適切な場所，適切な温度で保管されていますか	○
		5. 原材料の包装を取り除き，専用の容器に入れ換えて保管していますか	○
	調理施設	6. 手洗い設備には，石鹸・爪ブラシ・ペーパータオル・殺菌液が適切に設置されていますか	○
		7. 調理室に部外者が入ったり，不必要な物品が置かれたりしていませんか	○
		8. 施設は十分な換気が行われ，高温多湿が避けられていますか	○
	調理器具	9. 調理器具・容器などは使用後（必要に応じて使用中）に洗浄・殺菌し，乾燥されていますか	○
		10. 全ての調理器具・容器などは衛生的に保管されていますか	○
	食堂	11. 床面の清掃を行いましたか	○
		12. テーブルを適切に配置し，清掃・消毒を行いましたか	○
		13. 消毒したおしぼりなどを準備しましたか	○
		14. サービスカウンター，サービステーブル，トレーワゴンなどの清掃・消毒を行いましたか	○
		15. 下膳コーナーの準備を行いましたか	○
作業中の点検　記入担当者（　　）(d)	食品の取り扱い	1. 下処理を確実に実施していますか	○
		2. 冷蔵庫または冷凍庫から出した原材料は速やかに調理に移行させていますか	○
		3. 非加熱食品であって，やむを得ず調理に移行するまで30分以上を要する場合には冷蔵設備に保管されていますか	○
		4. 野菜および果物を加熱せずに供する場合には，適切な洗浄・消毒を実施していますか	○
		5. 加熱調理食品は，中心部が75℃で1分間以上加熱されていますか	○
		6. 食品を放冷する場合，非加熱食品を下処理後一時保管する場合等に，清潔な場所で行っていますか	○
		7. 調理後，食品を放冷する場合には，速やかに中心温度を下げる工夫がされていますか	○
		8. 調理後の食品は衛生的な容器に蓋をして保管していますか	○
	調理器具	9. 包丁・まな板などの調理器具は用途別および食品別に用意し，混同しないように使用されていますか	×生食用のザルを下処理に使用
		10. 使用用品（スポンジ・タワシ・三角コーナーなど）が区別して使用されていましたか	○
作業後の点検　記入担当者（　　）(e)	食品の取り扱い	1. 調理後の食品は適切な温度管理が行われ，必要な時間および温度が記録されていますか	○
		2. 調理後の食品は2時間以内に喫食されていますか	○
	保存食	3. 保存食は，原材料（購入した状態のもの）および調理済み食品を食品ごとに50g程度ずつ清潔な容器に密封して入れ，－20℃以下で2週間以上保存されていますか	○
		4. 保存食は，調理された料理を料理ごとに50g程度ずつ清潔な容器に密封して入れ，－20℃以下で2週間以上保存されていますか	○
		5. 保存期間を過ぎた保存食は，適切に処理されていますか	○
	廃棄物	6. 廃棄物（ゴミ）は分別して処理しましたか	○
		7. 廃棄物容器は，汚臭・汚液がもれないように管理するとともに，作業終了後は速やかに清掃し，衛生上支障のないように保持されていますか	○
	調理施設	8. 手洗い設備には，石鹸・爪ブラシ・ペーパータオル・殺菌液が置かれていますか	○
		9. 施設は十分な換気が行われ，高温多湿が避けられていますか	○
		10. 調理室の清掃は，すべての食品が調理場内から完全に排除された後，適切に実施されましたか	○
		11. 清掃時に床から60cm以下に置かれている器具類を上にあげて床の清掃をしましたか	○
		12. 壁，床，排水溝の清掃および水切りを行いましたか	○
		13. 検収コーナー，食品庫の清掃を行いましたか（掃く，床ふき，棚をふく，ゴミの処理）	○
		14. 外流し，外周の清掃，整備を行いましたか	○
		15. 専用の履物（シューズ，長靴，サンダルなど）の汚れを落とし，整頓しましたか	○
	調理器具	16. 調理器具・容器などは使用後（必要に応じて使用中）に洗浄・殺菌し，乾燥されていますか	○
		17. すべての調理器具・容器などは衛生的に保管されていますか	○
		18. 包丁・まな板などの調理器具は用途別および食品別に用意し，混同しないようにされていますか	○
		19. 使用用品（スポンジ・タワシ・三角コーナーなど）が区別して設置されていますか	×汚染作業区域用スポンジの1つが清潔作業区域用の保管場所に混在していた
		20. ふきん・おしぼりの洗濯・消毒は行われましたか	○
		21. その他，文房具などの整備を行いましたか	○
	食堂	22. 床面の清掃を行いましたか	○
		23. テーブルを適切に配置し，清掃・消毒を行いましたか	○
		24. サービスカウンター，サービステーブル，トレーワゴンなどの清掃・消毒を行いましたか	○
		25. 下膳コーナーの清掃を行いましたか	○
		26. 衛生上のクレームや問題（食堂内の汚れ，異物混入など）が発生した場合に適切な処理を行いましたか	○

実　施／評　価

4）環境，保冷機器（帳票No.17-4）

① **測定時刻**（h）

② **食堂や調理室の温度・湿度，保冷機器の温度**（i）：実習室の特徴などを考慮して測定場所・機器を適宜設定し，作業工程中に確認して記録する。

③ **評価・改善**（j）

5）調理工程中の料理の温度（帳票No.17-5）

① **料理の温度**（k）：各料理の調理工程中に，加熱，冷却，保冷・保温に関する時刻，温度（中心温度計を用いて測定）などを確認する。

② **評価・改善**（l）

■帳票No.17-3　安全・衛生チェック表（検収）

帳票提出日：	年	月	日
班No.　（実習日：	年	月	日）
クラス　　　No.　　氏名：			

記録日：		年	月	日			記入担当者（栄養士：					）

	納入時刻*1	納入業者	食品名	生産地・製造者	鮮度*2	異物*2	包装*2	期限表示	ロット番号	品温*3（℃）	保存食採取	保存食採取時刻	保存食採取者
検収	8：00	○△商店	ほうれん草	群馬県	△しおれ	なし	－	－	－	11	○	8：45	○△○
	8：00	○△商店	さつまいも	埼玉県	○	なし	－	－	－	10.5	○	8：45	○△○
	8：00	○△商店	大根	神奈川県	○	なし	－	－	－	11	○	8：45	○△○
	8：00	○△商店	にんじん	北海道	○	なし	－	－	－	10	○	8：45	○△○
	8：00	○△商店	しめじ	長野県	○	なし	－	－	－	11	○	8：45	○△○
	8：00	○△商店	糸みつば	千葉県	○	なし	－	－	－	10.5	○	8：45	○△○
	8：30	□○精肉店	豚ロース	千葉県	○	なし	－	－	－	8.5	○	9：00	○△○
	8：40	□△デリカ	油揚げ	埼玉県	○	なし	○	15.11.05	AB123	9	○	9：15	○△○
(f)													
対応(g)													

*1 納入時刻：検収時刻を記入する。
*2 次の項目は，各基準を満たす場合に○を記入する。
　鮮度：外観（色，艶），臭い，硬さなどに異常がない。
　異物：虫や異物の混入がない。
　包装：包装に破損（裂け目，ピンホールなど）がない。
*3 品温（℃）：「大量調理施設衛生管理マニュアル　別添1　原材料，製品等の保存温度」に基づき評価する。

実　施／評　価

■帳票No.17-4　安全・衛生チェック表（環境，保冷機器）

帳票提出日：	年	月	日
班No.　（実習日：	年	月	日）
クラス　　　No.　氏名：			

| 記録日：　　　年　　月　　日 | | | | 記入担当者（栄養士：　　　　　　　　　　　　　） | | | | | | |

測定時刻 (h)				作業 開始前 (8：30)	調理開始 1時間後 (10：30)	提供開始 (12：00)	提供終了 (13：00)	(　：　)	(　：　)	作業 終了後 (15：00)
測定場所・機器 (i)	外	外気温度	(℃)	7.0						16.5
		外気湿度	(%)	52.0						52.0
	食堂	食堂温度	(℃)	20.0	22.0	23.8	26.0			24.0
		食堂湿度	(%)	36.0	37.0	38.0	42.0			38.0
	主調理室	環境 入り口	温度 (℃)	19.0	21.0	21.0	21.0			22.0
			湿度 (%)	35.0	74.0	41.0	45.0			45.0
		環境 回転釜横	温度 (℃)	18.5	24.2	24.5	22.0			24.5
			湿度 (%)	34.0	76.0	53.0	55.0			40.0
		環境 サラダコーナー	温度 (℃)	19.0	21.0	21.0	20.0			22.0
			湿度 (%)	36.0	72.0	40.0	45.0			47.0
		保冷機器の温度 (℃) コールドショーケース		3.0	6.0	2.0	2.0			5.0
		恒湿恒温庫		3.0	3.0	2.0	2.0			6.0
		サラダコーナー冷蔵庫（壁側）		5.0	4.0	3.0	4.0			8.0
		サラダコーナー冷蔵庫（シンク側）		4.0	4.0	2.0	5.0			7.0
		パススルー冷蔵庫（魚・肉用）		3.0	5.0	3.0	5.0			6.0
		パススルー冷蔵庫（野菜用）		3.0	6.0	6.0	5.0			8.0
	下処理室	下処理室温度	(℃)	19.5	24.0	20.5	21.0			20.5
		下処理室湿度	(%)	36.0	31.0	41.0	50.0			39.0
	検収室	パススルー冷蔵庫温度（魚・肉用）(℃)		5.0	2.0	2.0	3.0			7.0
		パススルー冷蔵庫温度（野菜用）(℃)		5.0	2.0	2.0	2.0			7.0

評価・改善

(j)

実　施／評価・改善

■帳票No.17-5　安全・衛生チェック表（料理の温度）

帳票提出日：	年	月	日
班No.　　（実習日：	年	月	日）
クラス　　　No.　　氏名：			

記録日：　　　　年　　　月　　　日	記入担当者（栄養士：　　　　　　　　　　　）

	料理名	加熱		冷却		保温・保冷				備考
		加熱機器と加熱条件	加熱終了の時刻と中心温度*	冷却開始の時刻と温度	冷却終了の時刻と温度	保温・保冷開始の時刻と温度	提供終了の時刻と温度	保温・保冷機器	機器設定温度	
料理の温度	豚味噌焼き：ロット1	スチコン	11時30分	時　分	時　分	11時40分	12時20分	温蔵庫	80℃	
		コンビ220℃6.5分	①85℃ ②86℃ ③84℃	℃	℃	74℃	65℃			
	豚味噌焼き：ロット2	スチコン	12時15分	時　分	時　分	12時20分	12時45分	温蔵庫	80℃	
		コンビ220℃6.5分	①85℃ ②85℃ ③84℃	℃	℃	73℃	63℃			
	ほうれん草のお浸し	回転釜	10時10分	10時25分	11時10分	11時40分	12時20分	恒湿恒温庫	5℃	
		再沸騰1分	①98℃ ②99℃ ③97℃	85℃	8℃	18℃	20℃			
(k)										

評価・改善	
(l)	

*中心温度は3点を測定する（①②③）。

実　施／評価・改善

■帳票No.18　大腸菌群簡易試験記録表　　　　【計画／実施／評価・改善】

○**使用機器**：大腸菌簡易試験用培地，滅菌水，ピペット，培養器など

● 帳票の目的と作成の考え方

①簡易試験により大腸菌群汚染の程度を確認し，今後の対応策を検討する。

②大腸菌群簡易試験を計画し，実施結果を記録する。

使用する食品や機器類，調理従事者の手指について，大腸菌群汚染の程度を確認する。検査結果から衛生管理状況を評価し，課題を明確化して今後の対応策や衛生教育を検討する。

● 帳票作成の方法

① **料理名**（a）：実習日に提供する献立の料理名を記入する。

② **検査項目**（b）：培地や測定キット，使用する食品や作業，施設・設備の特徴などを考慮して検査計画を立案し，具体的な検査項目名を記入する。

③ **検体採取**（c）

　・タイミング：作業工程や手洗いの実施を考慮して具体的に計画する。

　・場所：検体採取する場所を記入する。

　　例）下処理室，盛り付けコーナーなど

　・採取方法：培地や測定キットの特徴を踏まえ，検査項目に応じた採取方法を記入する。

　　例）試料採取，ふき取りなど

④ **コロニー数**（d）：培養後，各培地のコロニー数を数えて記入する。

⑤ **判定**（e）：実際に用いた培地や測定キットに応じた評価基準を確認し，判定結果を記入する。

⑥ **判定結果に対する考察**（f）：結果を踏まえ，その要因や今後の改善策などについて考察する。

コラム

生菌数の測定

■**測定の方法と特徴**

　一般的に生菌数の測定は，標準寒天培地に発育したコロニーを肉眼的に観察するという培養法に基づいている。しかし，この方法では迅速性や簡便性に乏しいことから，簡易・迅速を目的としたいろいろな手法が開発され，大腸菌群に限らず，さまざまな細菌を対象とした，多くの培地やキット類が販売されている。

■**留意点**

　使用に際しては，それぞれの仕様書をよく読み，特徴や使用範囲に限界があることを正しく認識しておく必要がある。使用目的にあった試験法を採用して，日常の衛生管理にフィードバックしていくことが重要である。

　参考資料）食品衛生検査指針委員会：食品衛生検査指針　微生物編　2015（2015），公益社団法人日本食品衛生協会，東京

（縄田）

■帳票No.18　大腸菌群簡易試験記録表

帳票提出日：			年	月		日
班No.	（実習日：		年	月		日）
クラス	No.	氏名：				

実施日：			年	月	日	記入担当者（栄養士：	）

料理名 (a)	検査項目 (b)	検体採取			コロニー数 (d)	判定* (e)	判定結果に対する考察 (f)
		タイミング (c)	場所 (c)	採取方法 (c)			
豚味噌焼き	豚肉（原材料）	下処理前	魚・肉下処理室	試料採取	8	＋	加熱前の肉からのみ，コロニーが観察された。 今回の結果では，下処理作業後の調理員の手指（手洗い後），作業台（清掃後），加熱後の肉からの検出はなかったが，肉の汚染リスク，原材料の取り扱い（清掃，手洗い，加熱方法など）について，調理従事者に注意喚起する。
	肉下処理担当者（A）の手指	下処理作業前・手洗い後	魚・肉下処理室	ふき取り	0	－	
	〃	下処理作業後・手洗い後	魚・肉下処理室	ふき取り	0	－	
	魚・肉下処理作業台	下処理作業前	魚・肉下処理室	ふき取り	0	－	
	〃	下処理作業後・ふき掃除後	魚・肉下処理室	ふき取り	0	－	
	豚肉（加熱後）	盛り付け後	盛り付けコーナー	試料採取	0	－	
	加熱後肉用包丁	作業前	盛り付けコーナー	ふき取り	0	－	
	加熱後肉用まな板	作業前	盛り付けコーナー	ふき取り	0	－	
	肉盛り付け担当者（B）の手指	盛り付け前・手洗い後	盛り付けコーナー	ふき取り	0	－	
ほうれん草のお浸し	ほうれん草（原材料）	下処理・洗浄前	野菜下処理室	試料採取	0	－	
	下処理担当者（C）の手指	下処理作業前・手洗い後	野菜下処理室	ふき取り	0	－	

*判定基準：－陰性，＋陽性1〜30，＋＋陽性31〜100，＋＋＋陽性101〜

計　画		実　施	評価・改善

■帳票No.19　ATPふき取り検査記録表　　【計画／実施／評価・改善】

○**使用機器**：ATP測定装置

● 帳票の目的と作成の考え方

① 調理作業中の作業台や器具，調理従事者の手指の清浄度（目に見えない汚れ）を評価し，その場での対応措置を実施する。

② ATP検査を計画して実施結果を記録し，衛生管理の改善課題を明らかにする。作業台や器具，調理従事者の手指の目に見えない汚れがしっかり洗浄，清掃できているかを確認する。結果が基準を逸脱した場合は，即時に改善措置をとり，要因を分析して対応策を検討する。

● 帳票作成の方法

① **検査項目**（a）：施設や献立の特徴を考慮し，検査項目を設定する。

・洗いにくく，汚れが残りやすい箇所：バット，包丁の柄と刃のつなぎ目

・食材との接触頻度が高い箇所：包丁の刃の両面全体，まな板

・殺菌工程がない食品が接する箇所：加熱・消毒済み食材用の器具や作業台

・二次汚染の拡大となり得る箇所：盛り付け担当者や加熱・消毒済み食材取扱者の手指，冷蔵庫や器具保管庫の取っ手，盛り付け作業台

② **検査のタイミング**（b）：検査は，機器の使用前，調理従事者の手指の洗浄・消毒後に実施するように計画し，具体的に記入する。

③ **管理基準**（c）：実習で用いるATP測定装置に応じた評価基準を確認し，合格基準を記入する。

④ **測定値，判定，清浄度ランク**（d）：測定後，値を評価基準と照合し，判定，清浄度ランクの結果を記入する。検査結果が合格に達しなかった場合，改善措置後の再測定結果を記入する。

⑤ **改善措置**（e）：④の，合格に達しなかった要因や，改善措置を記入する。

コラム

ATP検査とは

　ATP（アデノシン三リン酸）は，あらゆる生物がもつ，エネルギー代謝に必須の物質である。検査対象に細菌などの微生物や食物残渣（いずれも生物系）などの汚れがあれば，そこにATPが存在するということで，ATPは生物の存在の指標となる。検査では，汚れの量を微生物や食物残渣がもつATP総量としてとらえ，酵素反応で生じる発光量の測定により，ATP総量が数値化される。

　高感度な測定法であり，測定時間が短く（10秒程度），目視では困難な洗浄効果の確認を，その場で定量的に実施でき，結果が判明する。

　そのため，測定値が基準を上回っていた場合，即時に改善措置をとり，その要因を分析して再発防止の対応策を検討できる。また，調理従事者への説得力のある衛生指導が可能となる。

　参考資料）食品衛生検査指針委員会：食品衛生検査指針　微生物編　2015（2015），公益社団法人日本食品衛生協会，東京　　　　　　　　　　　　　　　　　　　　　　　　　　　　　　（縄田）

■帳票No.19　ATPふき取り検査記録表

帳票提出日：		年	月	日
班No.	（実習日：	年	月	日）
クラス	No.	氏名：		

| 実施日： | | 年　　　　月　　　　日 | | 記入担当者（栄養士：　　　　　　　　　　　　　） | | | |

検査項目 (a)	検査の タイミング[*1] (b)	管理基準 (RLU)[*2] (c)	測定値 (d)	判定[*2] (d)	清浄度 ランク[*2] (d)	改善措置 (e)
盛り付けコーナーの作業台	盛り付け作業前	200	389（1回目） 198（2回目）	B（1回目） A（2回目）	Ⅱ（1回目） Ⅰ（2回目）	ふき方が弱かったと考えられたため，再度しっかり力を入れてふくよう指導した。
コールドテーブルの内壁	食材投入前	500	198	A	Ⅰ	
コールドテーブルの取っ手	食材投入前	200	698（1回目） 168（2回目）	C（1回目） A（2回目）	Ⅲ（1回目） Ⅰ（2回目）	調理従事者の手洗いが不十分な可能性が高い。その場で手洗いの徹底を周知し，ふき掃除を実施した。
加熱・消毒済み食品用包丁の柄	使用直前（殺菌庫から取り出してすぐ）	500	150	A	Ⅰ	
加熱・消毒済み食品用まな板	使用直前（殺菌庫から取り出してすぐ）	200	189	A	Ⅰ	
生食用キャベツの切裁担当者（A）の手指	作業直前，手洗い後	1,500	1,389	A	Ⅳ	
サラダ盛り付け担当者（B）の手指	作業直前，手洗い後	1,500	2,568（1回目） 1,125（2回目）	B（1回目） A（2回目）	Ⅴ（1回目） Ⅳ（2回目）	検査対象者に手洗いの実施状況を確認したところ，手洗い回数，時間が不十分であった。手洗い方法について具体的に説明し，再度手洗いするよう指示した。

[*1] 検査のタイミング：作業台などは水ぶき・消毒後，調理従事者の手指は手洗い・消毒後に検査を実施する。
[*2] 評価基準

●管理基準値（例）

	まな板	包丁《刃》	包丁《柄》	器具《バットなど》	シンク	手指	冷蔵庫《取っ手》	冷蔵庫《内部》	調理台
基準値1（RLU）	200	200	500	200	200	1,500	200	500	200
基準値2（RLU）	400	400	1,000	400	400	3,000	400	1,000	400

※RLU（Relative Light Unit）とは相対発光量である。RLUはATP濃度に比例する（微生物や食物残渣などによる汚染度が高いとATP濃度は高くなる）。

※判定方法

A	合格	上記の基準値1以下のもの
B	要注意	基準値1以上，基準値2未満のもの
C	不合格	基準値2以上のもの

B・C判定の場合は改善措置をとり，再度検査を実施する。

●清浄度ランク（例）

清浄度ランク	きれい			←　　　清浄度ランク　　　→				汚い	
清浄度ランク	Ⅰ	Ⅱ	Ⅲ	Ⅳ	Ⅴ	Ⅵ	Ⅶ	Ⅷ	Ⅸ
基準値（RLU）	<200	201〜500	501〜1,000	1,001〜2,500	2,501〜5,000	5,001〜10,000	10,001〜25,000	25,001〜50,000	>50,000

（注意事項）　・基準値は検査に用いた測定装置によっても異なる。使用機器を確認のうえ，設定する。
　　　　　　　・アルコールによって検査結果が不正確になる場合があるため，乾燥後に測定する。
　　　　　　　・再テストを行った場合などにも結果を記入する。

計　画	実　施／評価・改善

■帳票No.20　食器洗浄テスト記録表　　【計画／実施／評価・改善】

> ○**使用機器**：使用した食器，検査用試薬，ピペットなど

●帳票の目的と作成の考え方

① 食器洗浄状態を評価し，適切な洗浄方法，作業を検討する。

② 食器洗浄テストを計画し，実施結果を記録する。

　食器洗浄テストには，でんぷん性残留物検査，脂肪性残留物検査，たんぱく質性残留物検査，中性洗剤残留物検査などがある。提供実習日に使用した食器について，これらの全検査，あるいはいくつかの検査を実施し，洗浄後の残留物（汚れ）の有無を確認する。検査結果の要因を分析し，食器洗浄方法の改善につなげる。

●帳票作成の方法

① **食器の種類**（a）：実習日の食器使用状況を考慮して，各検査の対象食器を決定する。

② **洗浄方法**（b）

・各残留物検査に対し，洗浄方法〔❶そのまま（浸漬のみ），❷こする（浸漬＋こする），❸食器洗浄機（浸漬＋予洗い＋食洗機）などの異なる条件〕を決め，食器3枚程度ずつ検査する。

食器洗浄テストの例

検査名	試薬	器具	検査方法	判定（残留物がある場合の呈色反応）
でんぷん性残留物検査	0.1Nヨウ素液または希ヨード液	ピペット	①食器に試薬を約10mL入れ，食器の表面全体に試薬をいきわたらせる。②流水で軽く水洗いし，着色の有無を確認する。	でんぷんが付着している部分が青紫色になる。
脂肪性残留物検査	0.1％クルクミンアルコール溶液	ピペット紫外線ランプ	①食器に試薬を約10mL入れ，食器の表面全体に試薬をいきわたらせる。②流水で軽く水洗いし，暗室で紫外線を当て，着色の有無を確認する。	脂肪が付着している部分が蛍光緑黄色になる。
	パプリカアルコール溶液	ピペット	①食器に試薬を約10mL入れ，食器の表面全体に試薬をいきわたらせる。②流水で軽く水洗いし，着色の有無を確認する。	脂肪が付着している部分がオレンジ色になる。
たんぱく質性残留物検査	0.2％ニンヒドリンブタノール溶液	ピペット蒸発皿湯煎用加熱器具	①食器に試薬を約10mL入れ，食器の表面全体に試薬をいきわたらせる。②①の溶液を白色の磁性蒸発皿に移して湯煎し，溶液を蒸発させる。	たんぱく質性残留物がある場合，蒸発皿の底の色が赤紫色～青紫色になる。
中性洗剤残留物検査（メチレンブルー法）	1％メチレンブルー溶液・クロロフォルム原液	ピペット共栓試験管	①食器に水または湯を約50mL入れ，5分程度置き，洗剤分を十分溶出させる。②①の溶出液5mLを共栓試験管に取る。③②に1％メチレンブルー溶液を5mL加え，よく混ぜる。④③にクロロフォルム原液5mLを加え，栓をして震とうする。	中性洗剤残留物がある場合，分離した下層のクロロフォルム層が青色になる。

・検査者は洗浄作業に立ち会い，❶❷❸のタイミングで食器を採取するとともに，洗浄作業を観察し，浸漬時間，洗浄温度，こすり洗い回数など，具体的な洗浄方法を記録する。

③ **判定**（c）：検査の結果，陽性反応のみられた食器枚数を「＋」，陰性反応のみられた食器枚数を「－」の欄に記入する。

④ **考察**（d）：検査結果から，洗浄条件の違いが洗浄状態に及ぼす影響を確認し，食器洗浄方法の留意点を考察する。

■帳票No.20　食器洗浄テスト記録表

帳票提出日：			年	月	日
班No.	（実習日：		年	月	日）
クラス	No.	氏名：			

実施日：			年　　月　　日		記入担当者（栄養士：　　　　　）	

残留物 (a)	対象食器	洗浄方法 (b)	判定(c) +	判定(c) −	考察 (d)
でんぷん	飯茶碗 （強化磁器）	❶そのまま（浸漬のみ） 詳細：浸漬（40℃）15分	3	0	②③で陽性反応がみられた（内側底面）。浸漬時間が短かったこと，予洗いが不十分であったことが考えられる。特に底面は洗い残しやすいので留意する。
		❷こする（浸漬＋こする） 詳細：浸漬（①同様）→ 縁，底面を含め，洗剤をつけて2回こすり洗い	2	1	
		❸食器洗浄機（浸漬＋予洗い＋食洗機） 詳細：浸漬（①同様）→ 洗剤をつけて軽く2回こすり洗い → 食洗機	1	2	
脂肪	ミート皿 （メラミン）	❶そのまま（浸漬のみ） 詳細：浸漬（40℃）20分	3	0	②で陽性反応がみられた（皿中央部分）。洗浄時の観察から，②のこすり洗い時に洗剤が薄まっていたことが一因ではないかと考えられた。また，大きい皿であったため，中央部分に力を入れて洗いにくかったことも一因と考えられる。
		❷こする（浸漬＋こする） 詳細：浸漬（①同様）→ 縁，底面を含め，洗剤をつけて3回こすり洗い	2	1	
		❸食器洗浄機（浸漬＋予洗い＋食洗機） 詳細：浸漬（①同様）→ 洗剤をつけて軽く3回こすり洗い → 食洗機	0	3	
たんぱく質		❶そのまま（浸漬のみ） 詳細： ❷こする（浸漬＋こする） 詳細： ❸食器洗浄機（浸漬＋予洗い＋食洗機） 詳細：			
洗剤		❶そのまま（浸漬のみ） 詳細： ❷こする（浸漬＋こする） 詳細： ❸食器洗浄機（浸漬＋予洗い＋食洗機） 詳細：			
		❶そのまま（浸漬のみ） 詳細： ❷こする（浸漬＋こする） 詳細： ❸食器洗浄機（浸漬＋予洗い＋食洗機） 詳細：			

計　画	実　施／評価・改善

■帳票No.21　インシデント・アクシデントレポート　【計画／実施／評価・改善】

●帳票の目的と作成の考え方

① 提供実習日に発生した安全管理および衛生管理上のインシデント，アクシデントを記録する。

② インシデント，アクシデント発生の要因分析を行い，今後の対策を立案する。

危機管理対策として，事故の未然防止策，実際に起こってしまった事故への対策を検討するために，インシデント・アクシデントレポートを作成する。インシデント，アクシデントについて情報収集し，発生要因や解決すべき問題を明らかにして今後の対策を講じる。

さらに，複数のレポートから，「いつ，どのような場所で，どのような理由で，どのような場合に」発生頻度が高いのか分析し，傾向を探る。

●帳票作成の方法

1）報告者（a）

インシデント，アクシデントの当事者あるいは発見者がレポートを作成し，責任者（実習日の管理栄養士担当者）に報告する。

① **レポート内容**：インシデント・アクシデントの区別を記入する（該当するほうに○をする）。

② **発見，発生，当事者職種**：発見・発生の日時・場所，当事者の職種を記入する。

③ **発見時の状況，発見時の対応，発生の要因**：できるだけ事実を，明確かつ具体的に記入するよう留意する。

2）責任者（b）

① **今後の対策**：各レポート内容を確認し，今後の対策を立案する。

② **その他**：過去の類似の発生状況やその対策の実施状況等について確認すべきことがあれば，記録する。

コラム

アクシデントとインシデント

■**アクシデント**

給食利用者や調理従事者などに実際に起こってしまった事故。直接的に利用者に被害が及ぶ場合（異物混入，誤配膳・誤配食など），調理従事者に被害が及ぶ場合（けがなど）がある。

■**インシデント**

ヒヤリ・ハットともよばれる，実際の事故には至らなかった出来事。異物混入が起こっていることを提供前に気が付いて提供しなかった場合は，インシデントとなる。　　　　　　　　（縄田）

■帳票No.21　インシデント・アクシデントレポート

帳票提出日：	年　　　　月　　　　日	
班No.　　（実習日：	年　　　　月　　　　日）	
クラス　　　No.　　　氏名：		

報告日			報告者	
報告者 (a)	レポート内容		（インシデント）・　　アクシデント	
	発　見	日時：20XX年　　6月　　24日　　10時　　15分ごろ		
		場所：主調理室　炊飯器前		
	発　生	日時：20XX年　　6月　　24日　　9時　　40分ごろ		
		場所：下処理室　洗米機		
	当事者職種	管理栄養士　・（調理員）・　その他（　　　　　　）		
	発見時の状況	加水のため，炊飯釜に米を移した際に，米の中から5mm角サイズの黄色のスポンジの破片のような異物の混入を発見した。		
	発見時の対応	スポンジの破片を取り除き，他に混入していないか他の釜も含めチェックした後，予定どおり炊飯した。 下処理室にいるスタッフに連絡し，下処理用スポンジの破損状況を確認したところ，傷がついているスポンジが見つかった。破損口から新たな破片が生じやすいと思われたことから，そのスポンジを廃棄した。		
	発生の要因	スポンジで洗米用のザルを洗浄する際に，ザルにスポンジが引っ掛かり，破損して付着していたが，使用時にその破片に気がつかず，そのまま使用してしまったと考えられる。		
責任者 (b)	今後の対策	器具の洗浄後のチェックを徹底するよう調理スタッフに周知する。金属ザルの他，包丁やピーラーなどスポンジを破損させる可能性のある器具の洗浄については，特に注意するよう，朝礼時に伝達する。 傷ついて破片が出やすくなっているスポンジがないか，定期的に点検する。		
	その他			

実　施／評価・改善

5　顧 客 管 理

■ **帳票No.22　食堂配置図（例）**　　　　　　【計画／実施／評価・改善】

○**用意する資料**：食堂の図面，帳票No.5　献立表（作業指示書）

● 帳票の目的と作成の考え方

○食堂内での利用者の動線を考慮し，必要なものを考えて配置する。

次のようなものが，必要と想定される。

・サンプルケース，給茶機，トレーやカトラリー類（食具）の設置場所，精算場所

・残菜量を把握するための料理別の残菜を入れる容器の設置場所

・下膳時の食器・食具の返却場所

● 帳票作成の方法

食堂の図面に，①②その他必要事項を記入して作成する。

① **食器・カトラリーの配置・返却場所**：食器（コップ，小鉢など），カトラリー（箸，スプーン，フォークなど）を，利用者が取りやすい設置場所，および返却する容器の設置場所を決定し，記入する。

② **残菜回収用の容器の設置場所**：帳票No.5をもとに，料理ごとに設置場所を決定し，記入する。

■帳票No.22　食堂配置図（例）

帳票提出日：	年	月	日
班No.　（実習日：	年	月	日）
クラス　　No.　氏名：			

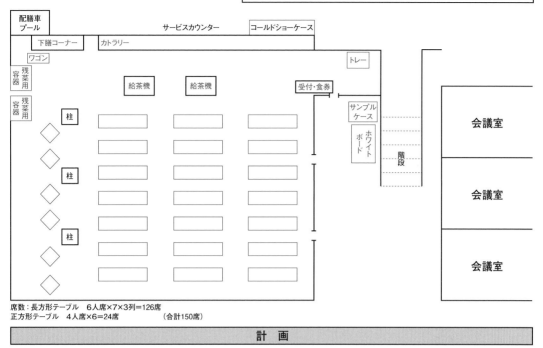

席数：長方形テーブル　6人席×7×3列＝126席
正方形テーブル　4人席×6＝24席　　　（合計150席）

計　画

IV　サブシステムの計画・実施・評価

■帳票No.23　栄養情報提供計画表（栄養教材作成計画書）【計画／実施／評価・改善】

> ○**用意する資料**：帳票No. 5　献立表（作業指示書）

● 帳票の目的と作成の考え方

　　○利用者が食べる体験と合わせて学習できるように，提供する栄養情報の内容や提供方法を検討する。

　利用者が理解しやすい教材の作成につなげる。教材は，イメージがわくようなイラスト，見やすい文字や図表で示すなど，工夫する。

● 帳票作成の方法

① **提供日**（a）を記載する。

② **目的・ねらい**（b）：献立の料理や栄養素の特徴などから，栄養教育の目的・ねらいを考える。

③ **内容**（c）：献立名を，帳票No.5から転記する。主食・主菜・副菜・汁物・その他に分けて，使用する食品の栄養成分表示やアレルギー表示，食品・栄養素の知識，望ましい摂取量や料理の組み合わせなどについて検討する。

④ **媒体，提供場所**（d）：栄養情報の提供について，ポスター，リーフレット，卓上メモ，フードモデルなど使用する媒体，提供場所を決定する。

■帳票No.23　栄養情報提供計画表（栄養教材作成計画書）

帳票提出日：		年　　　　月　　　　日
班No.　　（実習日：		年　　　月　　　日）
クラス　　　No.　　　氏名：		

提供日 （a）	○年　△月　○日	年　　月　　日	年　　月　　日	年　　月　　日
目的・ ねらい （b）	ビタミンB₁がたっぷり含まれた献立			
内容 （c）	豚味噌焼き，さつまいもの素揚げ，ほうれん草のお浸し，野菜椀，みつ豆			
	主食：ビタミンB_1が多い 主菜：ビタミンB_1が牛肉や鶏肉に比べ10倍 副菜： 汁物： その他：			
媒体 （d）	リーフレット			
提供場所 （d）	食堂入り口			

計　　画

■帳票No.24　時間別利用者数記録表　　【計画／実施／評価・改善】

● 帳票の目的と作成の考え方

① 利用者の食堂利用のピーク時間を把握する。

② ピーク時間にスムーズなサービスができるように，提供の人員配置や作業工程を見直す。

食堂の混雑ピークは，曜日や天候によって影響を受けることがある。

● 帳票作成の方法

① **提供日**（a）を記入する。

② **時間**（b）：利用の時間を把握しやすいように，30分ごと，15分ごとなどに分けて記載する。

③ **利用者数**（b）：食券確認時に受付で利用者をカウントし，食堂のピーク時を確認する。

■帳票No.24　時間別利用者数記録表

帳票提出日：		年　　　月　　　日
班No.　　（実習日：		年　　月　　日）
クラス　　　No.　　氏名：		

提供日 （a）	△年○月○日（△）		年　　月　　日（　）		年　　月　　日（　）	
	時間	利用者数 （人）	時間	利用者数 （人）	時間	利用者数 （人）
	11：30	5				
	11：45	13				
	12：00	11				
時間別 喫食者数	12：15	35				
	12：30	28				
	12：45	5				
	13：00					
	13：15					
（b）						

実　施

■帳票No.25　喫食者アンケート：献立（例）　　【計画／実施／評価・改善】

●帳票の目的と作成の考え方

① 提供した食事の品質（総合品質[1]）について，喫食者の満足度から評価する。

　・利用者の嗜好に対しては，項目によって料理の設計品質[2]の観点から評価する。

　・喫食時間全体を通して，提供した食事の適合品質[3]の評価を行う。

② 評価の低い項目については，設計品質または適合品質を見直し，改善策を検討する。

　利用者の負担を考慮し，アンケート用紙の配布場所やタイミング，回収方法も計画する。料理の提供時間の違いにより，品質が変化するかどうかを確認するため，アンケートNo.を記入し，No.から提供時間帯が推測できるようにしておくとよい。

●帳票作成の方法

① **実施日**（a）：提供実習日を記入する。

② **アンケートNo.**（b）：アンケートの通しナンバーを記入する。

●評価の方法

① **献立について**（c）：アンケート結果をパソコンに入力して，集計する。

　・提供した料理の品質の評価が一定であるか，つまり，同じ料理が提供時間に違いがあっても（喫食開始時か，喫食時間終了間際か），一定の品質が保たれているか，確認する。

　・献立全体の満足度を評価する。

　・評価の低い項目やばらつきのあった項目について，見直しを行う。

② **サービスについて**（d）：異物混入があった料理について確認する。異物混入があった場合，アンケートNo.から，どの提供時間帯に起こったか調べ，原因を追求する。

③ **その他**（e）：示された意見について検討する。

📖 用語の解説

[1] **総合品質**

　設計品質と適合品質を合わせた品質。給食では，料理の外観，温度，味，調味，分量，嗜好，喫食量，衛生的安全性（異物混入，食卓・食器の清潔さ），価格などについて，利用者の満足度などで示される。

[2] **設計品質**

　給食の設計の段階で決められた，目標とする品質。献立やレシピ（作業指示書）に示される。

[3] **適合品質**

　設計品質に適合するようにつくられた，実際の食事の品質。献立やレシピ（作業指示書）どおりに生産されたかを示す。

■No.25　喫食者アンケート：献立（例）

帳票提出日：	年	月	日
班No.　（実習日：	年	月	日）
クラス　　　　No.　　　氏名：			

アンケートにご協力ください
（該当するところに○をつけてください）

実　施　日(a)	
アンケートNo.(b)	

		料　理　名					献立全体	
献立について	外観	1．よい 2．普通 3．悪い	1．よい 2．普通 3．悪い	1．よい 2．普通 3．悪い	1．よい 2．普通 3．悪い	1．よい 2．普通 3．悪い	外観	1．よい 2．普通 3．悪い
	温度	1．適温である 2．適温でない	1．適温である 2．適温でない	1．適温である 2．適温でない	1．適温である 2．適温でない	1．適温である 2．適温でない	温度	1．適温である 2．適温でない
	味	1．おいしい 2．普通 3．まずい	1．おいしい 2．普通 3．まずい	1．おいしい 2．普通 3．まずい	1．おいしい 2．普通 3．まずい	1．おいしい 2．普通 3．まずい	味	1．おいしい 2．普通 3．まずい
	調味	1．濃い 2．やや濃い 3．丁度よい 4．やや薄い 5．薄い	1．濃い 2．やや濃い 3．丁度よい 4．やや薄い 5．薄い	1．濃い 2．やや濃い 3．丁度よい 4．やや薄い 5．薄い	1．濃い 2．やや濃い 3．丁度よい 4．やや薄い 5．薄い	1．濃い 2．やや濃い 3．丁度よい 4．やや薄い 5．薄い	調味	1．濃い 2．やや濃い 3．丁度よい 4．やや薄い 5．薄い
	分量	1．多い 2．やや多い 3．丁度よい 4．やや少ない 5．少ない	1．多い 2．やや多い 3．丁度よい 4．やや少ない 5．少ない	1．多い 2．やや多い 3．丁度よい 4．やや少ない 5．少ない	1．多い 2．やや多い 3．丁度よい 4．やや少ない 5．少ない	1．多い 2．やや多い 3．丁度よい 4．やや少ない 5．少ない	分量	1．多い 2．やや多い 3．丁度よい 4．やや少ない 5．少ない
	嗜好	1．好き 2．どちらでもない 3．嫌い	1．好き 2．どちらでもない 3．嫌い	1．好き 2．どちらでもない 3．嫌い	1．好き 2．どちらでもない 3．嫌い	1．好き 2．どちらでもない 3．嫌い	嗜好	1．好き 2．どちらでもない 3．嫌い
	食べた量	1．全部食べた 2．1/4残した 3．1/2残した 4．3/4残した 5．全部残した	1．全部食べた 2．1/4残した 3．1/2残した 4．3/4残した 5．全部残した	1．全部食べた 2．1/4残した 3．1/2残した 4．3/4残した 5．全部残した	1．全部食べた 2．1/4残した 3．1/2残した 4．3/4残した 5．全部残した	1．全部食べた 2．1/4残した 3．1/2残した 4．3/4残した 5．全部残した	料理の組み合わせ	1．適 2．やや適 3．普通 4．やや不適 5．不適
	残した理由						献立としての満足度	1．満足 2．やや満足 3．普通 4．やや不満 5．不満
(c)	その他						その他	

サービスについて (d)	異物混入はありましたか	はい　　　　いいえ 「はい」と答えた方へ：どの料理に，何が入っていましたか （　　　　　　　　　　　　　　　　　　　　）
	食卓・食器は清潔でしたか	はい　　　　いいえ

その他ご意見がございましたら，お書きください (e)	

☆ご協力ありがとうございました

評　価

Ⅳ　サブシステムの計画・実施・評価

V 総合評価

1 給与栄養量の評価

■帳票No.6-3　栄養量算定用献立表（まとめ）　　【計画／実施／評価・改善】

> ○**用意する資料**：帳票No.9　廃棄調査記録表，帳票No.12　提供重量および残菜重量調査記録表

●帳票の目的と作成の考え方

① 予定の給与栄養量に対し，実際に調理・提供した食事の栄養量を確認する。

② 予定どおりに提供できなかった場合，その原因を明らかにする。

　実際の給与栄養量は，料理単位で，食材の使用量・廃棄量・純使用量などから，1人分のでき上がり量（盛り付け予定量）を確認し，そのうえで，盛り付け後の盛り残し量を考慮して，1人分の実際の提供量（盛り付け量）を確認し，評価する。

　提供量は摂取量に影響するため，エネルギー・栄養素レベルで，利用者の栄養管理にどのように影響するか，評価する。すなわち，実際の食材の廃棄量（純使用量）と食事の提供量（盛り付け量）について，帳票No.9と帳票No.12から計画（予定）と実施のずれを確認し，評価する。

　さらに，予定どおりに提供するには，どのサブシステムのコントロールが重要かを考察する。

●評価の方法

1）盛り付け予定量での給与栄養量の評価（上表）

① **1人分盛り付け予定量（a）**：帳票No.12のE欄の数値を転記する。実習当日，食材の純使用量が予定に対して変更（使用量，廃棄量等の変化）や，調理中の重量変化（加熱等による変化）があるため，料理単位で，全体のでき上がり量を計量し，1人分の「盛り付け予定量」を確認する。

② **盛り付け予定量での給与栄養量（b）**：実習当日の純使用量を用いて，エネルギー・栄養素の計算を行う。

2）実際の給与栄養量の評価（下表）

③ **1人分提供重量（c）**：帳票No.12のG欄の数値を転記する。提供終了後に，残った食数や盛り残し量を確認して，「実際の提供量」を把握する。

④ **1人分の「盛り付け予定量」に対する「実際の提供量」の割合**：①と③から算出する（1人分提供重量／1人分盛り付け予定量×100）。

⑤ **実際の給与栄養量（d）**：④で求めた割合と②で計算した給与栄養量から，算出する。

■帳票No.6-3 栄養量算定用献立表（まとめ）

【計画／⬭実施／評価・改善】

帳票提出日：		年	月	日
班No.	（実習日：	年	月	日）
クラス	No.	氏名：		

○盛り付け予定量での給与栄養量の評価

料理名	1人分盛り付け予定量(g)	エネルギー(kcal)	たんぱく質(g)	脂質(g)	炭水化物(g)	カルシウム(mg)	鉄(mg)	ビタミン A (μgRAE)	B₁ (mg)	B₂ (mg)	C (mg)	食物繊維(g)	食塩相当量(g)	価格(円)	エネルギーバランス等
	(a)							(b)							
給与栄養目標量(1食分)		660	27	19	95	215	3.5	215	0.36	0.40	33	5.9以上	2.7以下		
めし	185	284	4.8	1.1	61.6	9	0.4	0	0.14	0.02	0	1.4	0.0	39	穀類エネルギー比率：
豚味噌焼き	68	185	12.7	11.8	5.3	9	0.4	1	0.47	0.11	1	0.3	0.8	150	42.0%E
さつまいもの素揚げ	33	74	0.4	2.4	12.0	15	0.3	1	0.05	0.02	12	0.9	0.0	17	たんぱく質エネルギー比率：
ほうれん草のお浸し	60	21	1.8	0.2	1.4	52	0.7	329	0.04	0.09	14	2.6	0.7	73	13.4%E
野菜椀	155	30	1.8	1.3	1.8	25	0.3	74	0.02	0.02	2	1.0	1.0	29	脂質エネルギー比率：
みつ豆	133	82	1.1	0.1	18.9	31	0.9		0.06	0.02	5	1.5	0.0	35	22.5%E 動物性たんぱく質比率：53.5%
合計	634	675	22.7	16.9	100.9	141	3.0	412	0.78	0.28	33	7.8	2.5	343	

実　施／評価・改善

○実際の給与栄養量の評価

料理名	1人分提供重量(g)	エネルギー(kcal)	たんぱく質(g)	脂質(g)	炭水化物(g)	カルシウム(mg)	鉄(mg)	ビタミン A (μgRAE)	B₁ (mg)	B₂ (mg)	C (mg)	食物繊維(g)	食塩相当量(g)	エネルギーバランス等
	(c)							(d)						
給与栄養目標量(1食分)		660	27	19	95	215	3.5	215	0.36	0.40	33	5.9以上	2.7以下	
めし	187	287	4.9	1.1	62.2	9	0.4	0	0.14	0.02	0	1.4	0.0	穀類エネルギー比率：42.5%E
豚味噌焼き	68	185	12.7	11.8	5.3	9	0.4	1	0.47	0.11	1	0.3	0.8	
さつまいもの素揚げ	33	74	0.4	2.4	12.0	15	0.3	1	0.05	0.02	12	0.9	0.0	たんぱく質エネルギー比率：
ほうれん草のお浸し	60	21	1.8	0.2	1.4	52	0.7	329	0.04	0.09	14	2.6	0.7	13.4%E
野菜椀	140	27	1.7	1.2	1.6	22	0.3	67	0.02	0.02	2	0.9	0.9	脂質エネルギー比率：22.4%E
みつ豆	133	82	1.1	0.1	18.9	31	0.9	7	0.06	0.02	5	1.5	0.0	動物性たんぱく質比率：53.5%
合計	621	675	22.6	16.8	101.3	139	3.0	405	0.78	0.28	33	7.8	2.4	

実　施／評価・改善

V 総合評価

■帳票No.26　給与栄養量および摂取量評価表　【計画／実施／評価・改善】

○**用意する資料**：帳票No.2　給食の目標と給与栄養目標量算定表，帳票No.4　期間献立計画表，帳票No.6-3　栄養量算定用献立表（まとめ），帳票No.9　廃棄調査記録表，帳票No.12　提供重量および残菜重量調査記録表，帳票No.25　喫食者アンケート

●帳票の目的と作成の考え方

①　給与栄養目標量（帳票No.2）に対して，実施した献立の栄養量（実施日の給与栄養量，帳票No.6-2），および期間献立（帳票No.4）の栄養量（給与栄養量期間平均）を評価する。

②　提供量のみならず，摂取量が目標量に対して適切であったかを評価する。

　給与栄養量は，1回で目標を達成しなければならないものではなく，一定期間の継続した食事提供として評価する。実施献立は，当日の食材の使用量や廃棄量（帳票No.9），調理中の損失，その他の影響により，食材の量が予定（献立作成時）とは異なる場合がある。そのため，給与栄養量に大きく影響する要因を把握し，その影響を考慮して評価するか否か，実習全体の方針を事前に決定しておく。

　摂取量は，集団平均値のみならず，集団での摂取量分布によって評価する。利用者個々の摂取量の把握は困難であるが，どのような方法が可能かを検討し，摂取量把握の方法を実施する。

　例）下膳時の摂取状況の観察（帳票No.12），喫食者アンケート（帳票No.25，回答例：全部食べた，1/4残した，1/2残した，3/4残した，全部残した）など。これらは，観察・アンケート実施日の利用者全員に行う場合，一部の人に実施して全体を推定する場合などがある。

●帳票作成の方法

①　**栄養素等**（ａ）：評価が必要な栄養素等を各グループで決定し，記入する。

②　**給与栄養目標量**（ｂ）：帳票No.2より，計画時に設定した，1食当たりのエネルギー・栄養素の値を転記する。栄養素の種類も計画時に設定したとおりに記入する。

③　**給与栄養量**（ｃ）：帳票No.4の期間献立の平均値，帳票No.6-3の実施献立の値を転記する。

・単一定食の場合は1種であるが，選択食の場合にはその種類数に応じて記入する。

・計画の値を記載するか，実施して食材の量の変更などを踏まえた値を記載するかを，実習全体で統一して決める。

④　**推定摂取量**（ｄ）：提供した食事に対する推定摂取量の最大値，最小値，最頻値を記入する。

・最大値：全部食べた場合の値が一般的。おかわりができる，あるいは，めし等の量の調整ができる場合には，その点を確認したうえで記入する。

・最小値：食べ残しが最も多かった人の摂取量。

・最頻値：全部食べた人が最も多いと予想されるため，最大値と一致することが多い。

⑤　**評価・改善**（ｅ）：給与栄養目標量に対して，期間献立および実施献立の給与栄養量，摂取量が適切であったかどうかを評価し，栄養量からみた献立の改善点をまとめる。

■帳票No.26　給与栄養量および摂取量評価表

帳票提出日：		年	月	日
班No.	（実習日：	年	月	日）
クラス	No.	氏名：		

栄養素等 (a)	給与栄養目標量 (b)	献立（　　　） 給与栄養量期間平均（8日）(c)	献立（　　　） 実施日の給与栄養量 (c)	献立（　　　） 給与栄養量期間平均（　日）(c)	献立（　　　） 実施日の給与栄養量 (c)	実施日の推定摂取量 最大値 (d)	実施日の推定摂取量 最小値 (d)	実施日の推定摂取量 最頻値 (d)
エネルギー　（kcal）	700	734	675			721	494	721
たんぱく質　（g）	30	26.0	22.6			25.9	21.8	25.9
脂質　（g）	20	21.1	16.8			19.0	17.7	19.0
炭水化物　（g）	100	108.3	101.3			107.2	58.9	107.2
カルシウム　（mg）	220	190	139			137	133	137
鉄　（mg）	3.5	4.0	3.0			4.5	3.9	4.5
ビタミンA（μgRAE）	220	261	405			365	365	365
ビタミンB$_1$　（mg）	0.4	0.44	0.78			0.92	0.77	0.92
ビタミンB$_2$　（mg）	0.4	0.48	0.28			0.48	0.46	0.48
ビタミンC　（mg）	35	65	33			60	60	60
食物繊維　（g）	6以上	8.0	7.8			6.4	5.6	6.4
食塩相当量　（g）	2.7以下	3.0	2.4			2.5	2.5	2.5

評価・改善 (e)	・全体については，全量残さず食べた人は，85％いた。最小値であった人は，アンケート結果によると主食を3/4残しており，残した理由として「体調不良」と記入されていた。 ・主食は，その他1/4残した人が5人いた。 ・ほうれん草のお浸しを全量残した人がいたが，食物アレルギーのためであった。 ・みつ豆を1/4残した人が2人いたが，赤えんどうが嫌いであるためであった。 したがって，この献立は組み合わせもよく，提供量も適切であったと考える。

評価・改善

2 献立作成基準の評価

■帳票No.3-2　献立作成基準評価表　【計画／実施／評価・改善】

○**用意する資料**：帳票No.3-1　献立作成基準表，帳票No.4　期間献立計画表，帳票No.5 献立表（作業指示書）

● 帳票の目的と作成の考え方

　　○ 献立作成基準（帳票No.3-1）に基づき，献立作成・調理・提供の結果について評価する。
　1回の食事提供で評価するのではなく，期間で評価する。帳票No.3-1と帳票No.3-2の食材の使用量の期間平均値を比較して大きな差があった場合，献立作成（設計品質）上に課題があるのか，あるいは利用者の摂取量を踏まえて基準値に改善の必要性があるのかを検討する。

● 帳票作成の方法

① **計画**（a）：帳票No.3-1から転記する。

② **実施**（b）

　　・**各献立の使用量**：期間内の献立ごとに，主材料別に食品群別の食材の使用量を記入する。必ずしも料理区分に合致しない使用も含めて集計する。食材の純使用量について，計画（予定）（帳票No.5）と実施日の値のずれを確認し，誤差が大きい場合には，その原因を確認したうえでどちらの数値を用いるか判断する。実施日に，献立の値と大きな変更が出た場合には，実際の純使用量で評価する。

　　・**期間平均使用量**：料理区分別・食品群別の食材の使用量の期間平均値を算出する。

③ **評価**（c）：①と②の期間平均値を比較して評価する。主菜の主材料である肉，魚，卵，豆・豆製品は，主菜として用いた場合の値を求めて，1食当たりの目安量の比較も行う。

> **コラム**
>
> ### 献立作成基準と食品構成
>
> 　献立作成基準と食品構成は類似するものであるが，考え方は異なる。
>
> **■食品構成**
>
> 　一定期間内の食品群別使用量の平均値を示すものである。予算内で給与栄養目標量を満たす食材の使用状況が確認でき，献立作成基準や献立を反映した結果である。食品の使用状況の総合的な評価になり，かつ献立作成時の目安となる。
>
> **■献立作成基準**
>
> 　1回の献立における料理区分別の食材の使用量を示すもので，献立を立てる際の目安となる。
>
> （石田）

■帳票No.3-2　献立作成基準評価表

帳票提出日：		年	月	日
班No.	（実習日：	年	月	日）
クラス	No.	氏名：		

○期間：

料理区分	主材料	計画(a)		実施(b)						評価(c)
		1食当たりの目安量(g)	献立作成期間中の頻度	実施日の使用量（g）					期間平均使用量(g)	
				献立1 (10/14)	献立2 (10/21)	献立3 (10/28)	献立7 (11/25)	献立8 (12/2)		
主食	米：小盛り									
	普通	85	8	85	85	85	85	85	85	
	大盛り									
主菜	肉	70	3		70		20	65	30	
	魚	75	2			75	75		23	
	卵	80	1			7			10	
	豆・豆製品	100〜150	2	100	10				24	
副菜	淡色野菜	100	8	106	34	120	113	130	103	
	緑黄色野菜	70	8	80	90	70	40		67	
	いも	80	1		42	60	20	20	22	
その他	乳・乳製品（主菜・副菜など）	80	1			1.5		75	10	
	乳・乳製品（デザート）	60	4	10			100		19	

計　画	実　施	評価・改善

3　食品構成表の作成

■帳票No.27-1　食品群別食品使用量および価格構成表　【計画／実施／評価・改善】

●帳票の目的と作成の考え方

① 期間献立における食品群別食材の純使用量構成比と，それに対応した食材費の構成比を把握する。

② 給食施設における食材の使用実態に即した食品構成と，食材の価格構成を把握する。

一定期間に使用した食材について，食品群別純使用量の平均値を求め，食品群内の構成比率を算出する。これが食品構成となる。食材費についても，同様の考え方で集計する。

本票が，給食施設の荷重平均成分表（帳票No.28-1）の作成根拠となる。

●帳票作成の方法

① 食材の純使用量と食材費

・**実施日の純使用量と価格**（a）：献立単位で，純使用量とそれに対応した価格を記入する。価格は使用量に対するものであるため，廃棄のある食品の価格は使用量に対する価格を記入する。小計は，食品群ごとの各献立の純使用量と価格を集計する。

・**合計**（b）：食品群ごとに，食品単位の期間献立内の純使用量と価格の合計を計算する。

・**平均値**（c）：上記の合計を期間の日数で除し（割り），平均値を算出する。

② **構成比率**（d）：食品群ごとに，食材の純使用量および価格の小計を100とし，各々の構成割合を算出する。

■帳票No.27-1　食品群別食品使用量および価格構成表

帳票提出日：	年	月	日
班No.　　（実習日：	年	月	日）
クラス　　　No.　　氏名：			

○**期間**：20××年10月14日～12月2日

食品群		食品	献立1 (10月14日) 純使用量(g)	価格(円)	献立2 (10月21日) 純使用量(g)	価格(円)	献立3 (10月28日) 純使用量(g)	価格(円)	献立8 (12月2日) 純使用量(g)	価格(円)	合計(b) 純使用量(g)	価格(円)	平均値(c) (合計/期間日数) 純使用量(g)	価格(円)	構成比率(d)(%) 純使用量	価格
穀類	米	精白米	85	24.5					85	24.5	340	98	42.5	12.3	50	40.3
		胚芽精米			85	36.4	85	36.4			340	145.6	42.5	18.2	50	59.7
		小計									680	243.6	85	30.5	100	100
	その他	薄力粉	7	2.2			5	1.6	6	1.9	18	5.7	2.3	0.7	64.3	58.3
		パン粉					7	2.5	2	0.7	9	3.2	1.1	0.4	32.1	33.3
		ごま									1	0.8	0.1	0.1	3.6	8.3
		小計									28	9.7	3.5	1.2	100	100
いも類	じゃがいも類	じゃがいも					70	25.2	30	10.8	130	46.8	16.3	5.9	62.1	60.8
		さつまいも			60	20.7					60	20.7	7.5	2.6	28.6	26.8
		片栗粉									9.5	2.5	1.2	0.3	4.5	3.1
		さといも									10	7.1	1.3	0.9	4.8	9.3
		小計									210	77.1	26.2	9.7	100	100
	こんにゃく類	こんにゃく									8	2	1	0.3	100	100
		小計									8	2	1	0.3	100	100
肉類	生物	鶏もも									90	106.9	11.3	13.4	30.5	25.1
		鶏もも・皮なし							50	65.2	50	65.2	6.3	8.2	16.9	15.4
		豚ロース			70	107					70	107	8.8	13.4	23.7	25.1
		豚ひき	15	31.2							15	31.2	1.9	3.9	5.1	7.3
		豚肩ロース									25	35.1	3.1	4.4	8.5	8.2
		豚もも									10	1.3	1.3	1.6	3.4	3
		牛ひき	15	48.5							15	48.5	1.9	6.1	5.1	11.4
		鶏ひき									10	6.8	1.3	0.9	3.4	1.7
		豚バラ									10	11.9	1.3	1.5	3.4	2.8
		小計									295	413.9	36.9	53.4	100	100
	加工品	ベーコン					5	11	5	11	10	22	1.3	2.8	84.7	82.4
		ゼラチン					1.8	4.8			1.8	4.8	0.2	0.6	15.3	17.6
		小計									11.8	26.8	1.5	3.4	100	100

実　施／評価・改善

■帳票No.27-2　既存の食品群別荷重平均成分表を用いた食品構成表（出納表）

【計画／実施／評価・改善】

○**用意する資料**：資料11「既存の食品群別荷重平均成分表」，帳票No.26　給与栄養量および
摂取量評価表，帳票No.27-1　食品群別食品使用量および価格構成表

●帳票の目的と作成の考え方

① 期間献立の食品構成表（本帳票）に基づき，既存の食品群別荷重平均成分表（**資料11**）を用
いて，栄養量を確認する。

② 帳票No.26で求めた給与栄養量期間平均（c）と比較する。

　1食単位の栄養計算から求めた期間平均値と，本帳票より得られた値（合計）の違いの原因を考
察し，食品構成表の長所と短所を理解する。

●帳票作成の方法

① **食品群**（a）：既存の食品群別荷重平均成分表（**資料11**）の食品群を転記する。

② **使用量**（b）：帳票No.27-1の食品群の平均値（c）の小計ごとの純使用量を転記する。

③ **エネルギー・栄養素量**（c）：既存の食品群別荷重平均成分表（**資料11**）を用いて，栄養量を
計算する。

■帳票No.27-2　既存の食品群別荷重平均成分表を用いた食品構成表（出納表）

帳票提出日：		年	月	日
班No.	（実習日：	年	月	日）
クラス	No.	氏名：		

〈日本食品標準成分表（七訂）〉

食品群		純使用量(g)	エネルギー・栄養素量 (c)												備考
			エネルギー	たんぱく質	脂質	炭水化物	カルシウム	鉄	ビタミン				食物繊維	食塩相当量	
									A (μgRAE)	B₁ (mg)	B₂ (mg)	C (mg)			
(a)		(b)	(kcal)	(g)	(g)	(g)	(mg)	(mg)	(μgRAE)	(mg)	(mg)	(mg)	(g)	(g)	
①穀類	米	85	303	5.3	1.1	65.4	5	0.7	0	0.11	0.02	0	0.7	0	
	その他	3.5	14	0.4	0.4	2.1	7	0.1	0	0.01	0	0	0.1	0	
②いも類	じゃがいも類	26.2	30	0.4	0.1	7.0	3	0.1	0	0.02	0.01	7	0.4	0	
	こんにゃく類	1.0	0	0	0	0	1	0	0	0	0	0	0	0	
⑧肉類	生物	36.9	76	6.8	5.0	0	2	0.3	7	0.13	0.07	1	0	0	
	加工品	1.5	5	0.5	0.4	0	0	0	0	0	0	0	0	0	
合計															

〈日本食品標準成分表（八訂）〉

食品群		純使用量(g)	エネルギー・栄養素量 (c)												備考
			エネルギー	たんぱく質	脂質	炭水化物	カルシウム	鉄	ビタミン				食物繊維	食塩相当量	
									A (μgRAE)	B₁ (mg)	B₂ (mg)	C (mg)			
(a)		(b)	(kcal)	(g)	(g)	(g)	(mg)	(mg)	(μgRAE)	(mg)	(mg)	(mg)	(g)	(g)	
①穀類	米	85	291	4.8	1.0	63.2	5	0.7	0	0.11	0.02	0	0.7	0	
	その他	3.5	14	0.4	0.4	2.0	6	0.1	0	0.01	0	0	0.1	0	
②いも類	じゃがいも類	26.2	26	0.3	0.1	5.2	3	0.1	0	0.02	0.01	6	1.7	0	
	こんにゃく類	1.0	0	0	0	0	0	0	0	0	0	0	0	0	
⑧肉類	生物	36.9	70	6.1	4.7	0.8	2	0.3	7	0.13	0.06	1	0	0	
	加工品	1.5	5	0.5	0.4	0	0	0	0	0.01	0	0	0	0	
合計															

評価・改善

◆資料11-1-1：既存の食品群別荷重平均成分表〈日本食品標準成分表（七訂）で算出〉（可食部100g）

食品群名		エネルギー(kcal)	たんぱく質(g)	脂質(g)	炭水化物(g)	カルシウム(mg)	鉄(mg)	ビタミンA(μgRAE)	ビタミンB₁(mg)	ビタミンB₂(mg)	ビタミンC(mg)	食物繊維(g)	食塩相当量(g)
①穀類	米	357	6.2	1.3	76.9	6	0.8	0	0.13	0.02	0	0.8	0.0
	パン類	278	9.4	2.4	54.7	21	0.9	0	0.10	0.06	0	2.6	1.4
	めん類	214	6.0	1.2	42.5	11	0.5	0	0.05	0.02	0	1.7	0.7
	その他の穀類・堅果類	401	11.6	12.7	59.6	195	2.2	1	0.17	0.07	1	4.2	0.3
②いも類	じゃがいも類	113	1.4	0.2	26.9	11	0.5	1	0.08	0.02	27	1.6	0.0
	こんにゃく類	7	0.1	0.1	3.3	69	0.6	0	0.00	0.00	0	3.0	0.0
③砂糖類		367	0.2	0.0	94.6	19	0.4	0	0.00	0.01	0	0.2	0.0
④菓子類		136	1.9	0.1	31.8	8	0.5	1	0.02	0.01	11	0.9	0.1
⑤油脂類	動物性	746	0.6	81.1	0.2	15	0.1	528	0.01	0.03	0	0.0	1.8
	植物性	920	0.0	99.9	0	0	0.0	1	0.00	0.00	0	0.0	0.0
⑥豆類	豆・大豆製品	137	9.4	7.1	8.6	121	1.8	0	0.09	0.04	0	3.0	0.1
⑦魚介類	生物	132	19.8	5.1	0.1	26	0.6	26	0.12	0.18	1	0.0	0.3
	塩蔵・缶詰	151	25.4	4.4	1.1	294	1.7	129	0.09	0.10	0	0.0	2.1
	水産練り製品	111	11.1	1.9	12.4	43	0.7	2	0.03	0.06	0	0.5	1.9
⑧肉類	生物	205	18.3	13.5	0.1	5	0.7	18	0.34	0.18	2	0.0	0.1
	その他の加工品	351	33.2	24.3	0.4	9	0.6	3	0.37	0.10	28	0.0	1.7
⑨卵類		151	12.3	10.3	0.3	51	1.8	155	0.06	0.43	0	0.0	0.4
⑩乳類	牛乳	67	3.3	3.8	4.8	110	0.0	38	0.04	0.15	1	0.0	0.1
	その他の乳類	117	5.9	7.0	7.2	182	0.1	66	0.04	0.19	1	0.0	0.4
⑪野菜類	緑黄色野菜	32	1.5	0.2	6.9	47	0.9	275	0.07	0.09	33	2.3	0.0
	漬物	44	1.8	0.2	10.6	83	1.6	5	0.04	0.05	5	3.7	11.7
	その他の野菜類	30	1.5	0.2	6.8	24	0.4	5	0.05	0.05	13	2.2	0.0
⑫果実類		56	0.5	0.3	13.8	10	0.2	11	0.04	0.02	28	0.8	0.0
⑬海藻類		119	4.0	1.1	53.4	369	5.1	167	0.07	0.21	5	49.4	3.4
⑭調味料類		123	4.5	2.9	14.1	34	1.4	7	0.03	0.08	1	1.1	12.1
⑮調理加工食品類		237	2.9	10.6	32.4	4	0.8	0	0.12	0.06	40	3.1	0.0

（女子栄養大学の給食管理実習，給食経営管理実習のデータに基づき作成）

◆資料11-1-2：既存の食品群別荷重平均成分表〈日本食品標準成分表（八訂）で算出〉（可食部100g）

食品群名		エネルギー(kcal)	たんぱく質(g)	脂質(g)	炭水化物(g)	カルシウム(mg)	鉄(mg)	ビタミンA(μgRAE)	ビタミンB₁(mg)	ビタミンB₂(mg)	ビタミンC(mg)	食物繊維(g)	食塩相当量(g)
①穀類	米	342	5.7	1.2	74.3	6	0.8	0	0.13	0.02	0	0.8	0.0
	パン類	281	8.4	2.2	54.6	20	0.9	0	0.10	0.06	0	2.7	1.4
	めん類	190	5.7	1.0	37.3	12	0.5	0	0.04	0.07	0	3.0	0.7
	その他の穀類・堅果類	390	10.4	12.2	56.1	174	2.1	1	0.16	0.07	1	4.2	0.3
②いも類	じゃがいも類	100	1.1	0.0	19.9	11	0.5	0	0.08	0.03	23	6.3	0.0
	こんにゃく類	5	0.1	0.0	0.1	47	0.4	0	0.00	0.00	0	2.3	0.0
③砂糖類		373	0.1	0.0	94.6	19	0.4	0	0.00	0.01	0	0.2	0.0
④菓子類		176	1.9	0.1	41.2	16	0.6	1	0.03	0.01	11	1.2	0.1
⑤油脂類	動物性	701	0.5	74.6	6.8	15	0.1	529	0.01	0.03	0	0.0	1.8
	植物性	886	0.0	97.2	2.7	0	0.0	1	0.00	0.00	0	0.0	0.0
⑥豆類	豆・大豆製品	128	9.1	6.8	5.6	125	2.0	0	0.11	0.05	0	3.7	0.0
⑦魚介類	生物	121	16.8	4.2	3.9	26	0.6	29	0.12	0.18	1	0.0	0.3
	塩蔵・缶詰	129	18.1	3.5	6.1	197	1.0	136	0.08	0.09	0	0.0	2.0
	水産練り製品	111	11.3	1.7	12.7	44	0.7	2	0.03	0.06	0	0.3	1.9
⑧肉類	生物	189	16.5	12.7	2.2	5	0.7	18	0.34	0.17	2	0.0	0.1
	その他の加工品	351	31.7	23.7	2.5	8	0.6	4	0.38	0.10	24	0.0	1.7
⑨卵類		142	11.3	9.3	3.4	46	1.5	211	0.06	0.38	0	0.0	0.4
⑩乳類	牛乳	61	3.0	3.5	4.4	110	0.0	38	0.04	0.15	1	(0.0)	0.1
	その他の乳類	107	5.5	6.5	6.1	183	0.1	60	0.04	0.19	1	0.0	0.4
⑪野菜類	緑黄色野菜	29	1.2	0.1	4.6	48	0.9	274	0.08	0.09	34	2.4	0.0
	漬物	38	1.5	0.2	4.8	78	1.6	3	0.08	0.05	3	3.6	10.6
	その他の野菜類	28	1.0	0.1	4.7	23	0.4	5	0.05	0.05	14	2.2	0.0
⑫果実類		55	0.4	0.2	12.3	10	0.2	12	0.04	0.02	30	0.9	0.0
⑬海藻類		144	3.7	0.7	2.9	398	5.8	119	0.04	0.13	2	54.8	4.4
⑭調味料類		122	3.8	2.9	12.6	34	1.4	8	0.03	0.08	0	1.1	12.2
⑮調理加工食品類		229	2.3	10.3	30.2	4	0.8	0	0.12	0.06	40	3.1	0.0

（女子栄養大学の給食管理実習，給食経営管理実習のデータに基づき作成）

◆資料11-2：食品群別荷重平均成分表を作成するための食品群別食品の構成比率

食品群名		食品の構成比率（%）	計
①穀　類	米	精白米63.4，胚芽精米36.4，もち0.2，五穀米0.0	100%
	パン類	フランスパン58.7，ベーグル12.1，ロールパン7.4，ナン5.9，食パン4.8，コッペパン4.1，ライ麦パン4.1，ぶどうパン2.9	100%
	めん類	蒸し中華麺34.9，冷凍うどん16.1，乾マカロニ11.2，冷凍スパゲティ10.0，冷凍中華麺7.7，乾うどん4.1，冷凍そうめん3.5，冷麺3.5，生中華麺3.4，乾そうめん2.4，乾スパゲティ1.9，乾ひやむぎ1.3	100%
	その他の穀類・堅果類	小麦粉34.8，乾燥パン粉17.1，白玉粉8.8，すりごま5.9，炒りごま5.1，生パン粉4.1，米粉3.8，ねりごま3.5，ピーナッツバター2.8，冷凍白玉2.5，栗甘露煮2.1，栗1.8，ホットケーキミックス1.1，焼麩1.1，ぎょうざの皮0.9，コーンフレーク0.9，炒りくるみ0.8，炒りピーナッツ0.5，天ぷら粉0.5，炒りカシューナッツ0.5，炒りアーモンド0.5，生麩0.4，強力粉0.4，銀杏0.2	100%
②いも類	じゃがいも類	じゃがいも62.9，さつまいも17.2，片栗粉8.0，里いも7.2，春雨1.7，長いも1.3，やまのいも1.0，タピオカ0.5，くず0.2	100%
	こんにゃく類	こんにゃく86.7，しらたき13.3	100%
③砂　糖　類		上砂糖82.2，黒砂糖6.8，いちごジャム4.2，はちみつ2.2，ブルーベリージャム2.0，マーマレード0.8，黒蜜0.6，グラニュー糖0.5，りんごジャム0.4，いちごソース0.2，三温糖0.1	100%
④菓　子　類		ようかん36.0，わらびもち30.0，ゼリー27.0，せんべい4.5，求肥2.1，甘納豆小豆0.4	100%
⑤油脂類	動物性	有塩バター96.9，無塩バター3.1	100%
	植物性	調合油91.9，オリーブオイル3.9，ごま油3.8，マーガリン0.4	100%
⑥豆　類	豆・大豆製品	木綿豆腐37.1，生揚げ20.5，蒸しガルバンゾー9.5，油揚げ5.1，豆乳4.2，蒸し大豆4.0，絹ごし豆腐3.8，ゆであずき2.6，ゆでいんげん豆2.1，焼き豆腐1.8，がんもどき1.7，こしあん1.7，乾燥あずき1.2，ゆで赤えんどう1.1，乾燥いんげんまめ0.8，ねりあん0.6，ミックスビーンズ0.4，ゆでえんどう豆0.4，ゆでレンズ豆0.3，きなこ0.3，大黒花豆（煮）0.3，生おから0.2，ゆで金時豆0.2，高野豆腐0.1	100%
⑦魚介類	生　物	白サケ30.0，タラ19.5，さわら11.1，サバ7.8，アジ7.2，バナメイエビ4.7，いか4.3，ナイルパーチ3.0，ブラックタイガー2.2，カレイ1.6，トラウトサーモン1.2，銀鮭1.1，メルルーサ0.8，むつ0.8，かつお0.7，銀ダラ0.7，あさり0.6，メカジキ0.5，アコウダイ0.4，ぶり0.4，ホキ0.4，ししゃも0.3，さんま0.3，いわし0.3，ゆでズワイガニ0.1	100%
	塩蔵・缶詰	ズワイガニ水煮缶36.9，しらす干し10.4，貝柱水煮缶8.6，ツナ油漬缶7.9，ツナ水煮缶6.4，ちりめんじゃこ4.8，うなぎ蒲焼4.5，すり身4.5，蒸しあなご3.9，鮭フレーク2.8，かつおぶし2.0，ほたて干貝柱1.6，さきいか1.2，塩くらげ1.1，さくらえび1.1，干しえび1.1，タラバガニ水煮缶0.8，ゆでえび0.4	100%
	水産練り製品	ごぼう巻き29.1，ちくわ27.2，かまぼこ14.7，かにかま10.7，はんぺん10.0，さつまあげ8.3	100%
⑧肉　類	生　物	鶏もも肉 皮あり25.1，鶏もも肉 皮なし13.4，豚ロース 脂あり11.6，豚ひき肉9.6，豚肩ロース 脂あり6.0，豚もも肉 脂あり5.8，牛ひき肉4.9，鶏胸肉 皮あり4.8，鶏ひき肉4.5，鶏胸肉 皮なし2.6，牛もも肉 脂あり2.2，牛もも肉 脂なし2.2，豚もも肉 脂なし1.8，豚バラ肉 脂あり1.3，豚ロース 脂なし1.2，豚肩肉 脂あり0.9，牛肩ロース 脂あり0.9，鶏ささみ0.5，牛 赤身0.2，牛肩ロース 脂なし0.2，牛肩肉 脂なし0.2，牛外もも肉 脂あり0.1	100%
	その他の加工品	ベーコン56.4，ゼラチン26.4，ロースハム15.1，プレスハム2.1	100%

食品群名		食品の構成比率（%）	計
⑨卵　　　類		鶏卵96.5，うずらの卵1.6，温泉卵0.6，冷凍卵液0.6，厚焼き玉子0.5，卵白0.2	100%
⑩乳　　類	牛　乳	普通牛乳100.0	100%
	その他の乳類	全脂無糖ヨーグルト63.0，低脂肪牛乳13.2，プロセスチーズ9.3，クリーム（乳脂肪）3.6，アイスクリーム3.1，シャーベット2.9，乳酸菌飲料1.5，スキムミルク1.2，パルメザンチーズ0.7，ホイップクリーム0.6，ブルーベリーチーズ0.4，コーヒーホワイトナー0.2，カッテージチーズ0.2，エダムチーズ0.1，練乳0.1	100%
⑪野菜類	緑黄色野菜	人参19.1，ホールトマト缶13.3，小松菜11.8，かぼちゃ10.8，ほうれん草9.9，トマト7.0，ブロッコリー4.6，青梗菜3.7，ピーマン3.6，さやいんげん2.7，赤パプリカ2.5，ミニトマト1.4，オクラ1.0，冷凍かぼちゃ1.0，アスパラガス1.0，さやえんどう0.8，水菜0.7，トマトピューレ0.7，にら0.7，みつば0.5，野菜ジュース0.5，春菊0.4，サニーレタス0.4，万能ねぎ0.3，ししとう0.3，かぼちゃピューレ0.2，サラダ菜0.2，トマトジュース0.2，貝割れ大根0.2，冷凍ほうれん草0.1，かぶの葉0.1，菜の花0.1，パセリ0.1，大葉0.1，ターツァイ0.1，大根の葉0.1，葉ねぎ0.1	100%
	漬　物	ザーサイ37.8，梅干し22.9，キムチ10.8，福神漬9.4，甘酢生姜6.2，たくあん5.4，ピクルス4.0，紅しょうが3.5	100%
	その他の野菜類	玉ねぎ24.0，キャベツ12.0，大根11.3，きゅうり7.0，なす5.6，もやし5.2，筍水煮3.9，ぶなしめじ3.2，レタス3.1，長ねぎ2.4，ごぼう2.1，えのきたけ1.9，白菜1.8，クリームコーン缶1.6，生しいたけ1.5，れんこん1.4，ホールコーン缶1.3，かぶ1.2，豆もやし1.2，ぜんまい水煮1.1，マッシュルーム缶0.8，しょうが0.8，黄パプリカ0.8，セロリ0.6，エリンギ0.5，カリフラワー0.5，冷凍グリーンピース0.4，干ししいたけ0.4，にんにく0.3，冷凍枝豆0.3，ズッキーニ0.3，マッシュルーム0.2，まいたけ0.2，切干大根0.2，ヤングコーン0.1，なめこ0.1，紫キャベツ0.1，焼きなす0.1，筍0.1，うど0.1，冬瓜0.1，れんこん水煮0.1，とうもろこし0.1	100%
⑫果　実　類		りんご10.9，みかん缶9.5，りんごジュース9.3，キウイ8.9，パイン缶8.7，オレンジジュース7.2，グレープジュース5.5，アセロラジュース4.6，みかん3.8，バナナ3.5，マンゴージュース2.9，黄桃缶2.8，オレンジ2.7，レモン汁2.6，グレープフルーツ2.6，柿2.2，いちご2.0，スイカ1.5，レモン1.3，メロン1.2，パインジュース1.1，梨0.9，ライチ0.8，グレープフルーツジュース0.7，冷凍マンゴー0.6，ココナッツミルク0.6，ナタデココ0.5，梅ジュース0.3，白桃缶0.3，チェリー缶0.3，甘夏缶0.2，ココナッツミルクパウダー0.1	100%
⑬海　藻　類		カラギーナン42.1，干し芽ヒジキ22.0，塩蔵わかめ16.1，乾燥わかめ10.2，寒天5.7，昆布1.9，焼きのり0.6，炊き込みわかめ0.5，きざみ昆布0.4，あおさ0.3，海藻ミックス0.2	100%
⑭調　味　料　類		濃口醤油26.3，酒13.1，淡色辛みそ13.1，穀物酢10.0，本みりん6.4，食塩5.0，トマトケチャップ3.6，赤ワイン2.9，白ワイン2.6，マヨネーズ2.2，ウスターソース1.7，中濃ソース1.5，ノンオイルドレッシング1.2，コンソメ1.2，サイダー1.0，粒マスタード0.9，淡口醤油0.8，チャツネ0.8，顆粒中華だし0.7，カレー粉0.6，ポン酢0.5，オイスターソース0.5，豆板醤0.5，コーヒー0.4，梅酒0.3，練からし0.3，西京みそ0.3，赤色辛みそ0.2，黒酢0.2，米酢0.2，キュラソー0.2，抹茶0.2，白ワインビネガー0.1，カレールウ0.1，タルタルソース0.1，顆粒和だし0.1，八丁みそ0.1，めんつゆ0.1	100%
⑮調理加工食品類		冷凍フライドポテト100	100%

（女子栄養大学の給食管理実習，給食経営管理実習のデータに基づき作成）

Ｖ

総合評価

■帳票No.28-1　食品群別荷重平均成分表　【計画／実施／評価・改善】
■帳票No.28-2　食品群別荷重平均成分表（100g当たり）【計画／実施／評価・改善】

○**用意する資料**：帳票No.27-1　食品群別食品使用量および価格構成表

●帳票の目的と作成の考え方

　　○ 給食施設（本実習）の荷重平均成分表を作成する。

　食品群単位のエネルギー・栄養素量，価格の荷重平均値を算定して荷重平均成分表を作成し，食品群ごとの食材の価格の把握にもつなげる。本帳票は，帳票No.3-1　献立作成基準表，さらに帳票No.3-2　献立作成基準評価表の作成につながるものである。

■帳票No.28-1　食品群別荷重平均成分表

帳票提出日：　　　　　　年　　　　　月　　　　　日

班No.　　　　（実習日：　　　　年　　　　月　　　　日）

クラス　　　　No.　　　氏名：

○**食品群**：　　　米（穀類）

〈日本食品標準成分表（七訂）〉

食品名 (a)	使用量構成比(%) (a)	エネルギー(kcal)	たんぱく質(g)	脂質(g)	炭水化物(g)	カルシウム(mg)	鉄(mg)	ビタミン A(μgRAE)	ビタミン B₁(mg)	ビタミン B₂(mg)	ビタミン C(mg)	食物繊維(g)	食塩相当量(g)	価格(円)(b)	備考
精白米	50	179	3.1	0.5	38.8	3	0.4	0	0.04	0.01	0	0.3	0	14.4	
胚芽精米	50	179	3.3	1.0	37.9	4	0.5	0	0.12	0.02	0	0.7	0	21.4	
合計 (c)	100	358	6.3	1.5	76.7	6	0.9	0	0.16	0.03	0	1.0	0	35.8	

〈日本食品標準成分表（八訂）〉

食品名 (a)	使用量構成比(%) (a)	エネルギー(kcal)	たんぱく質(g)	脂質(g)	炭水化物(g)	カルシウム(mg)	鉄(mg)	ビタミン A(μgRAE)	ビタミン B₁(mg)	ビタミン B₂(mg)	ビタミン C(mg)	食物繊維(g)	食塩相当量(g)	価格(円)(b)	備考
精白米	50	171	2.6	0.4	37.8	3	0.4	0	0.04	0.01	0	0.3	0	14.4	
胚芽精米	50	172	3.2	1.0	36.1	4	0.5	0	0.12	0.02	0	0.7	0	21.4	
合計 (c)	100	342	5.7	1.2	74.3	6	0.8	0	0.13	0.02	0	0.8	0	35.8	

評価・改善

●帳票作成の方法

① **食品名と構成比**（a）：帳票No.27-1から，食品群ごとに構成する食品名とその構成比（d）を，帳票No.28-1に転記する。

② **成分値，価格の算出**（b）：①の構成比を食品重量と置き換え，その食品ごとのエネルギー・栄養素量（成分値）を算出する。

③ **成分値，価格の合計**（c）：食品群ごとに，エネルギー・栄養素量，価格を合計する。これが食品群100g当たりの成分値と価格となる。

④ **100g当たりの成分値，価格**（d）：③で求めた食品群別の100g当たりの成分値と価格を，帳票No.28-2に転記する。

■帳票No.28-2　食品群別荷重平均成分表（100g当たり）

帳票提出日：			年	月	日
班No.	（実習日：		年	月	日）
クラス		No.	氏名：		

〈日本食品標準成分表（七訂）〉

食品名		エネルギー（kcal）	たんぱく質（g）	脂質（g）	炭水化物（g）	カルシウム（mg）	鉄（mg）	ビタミン A（μgRAE）	ビタミン B₁（mg）	ビタミン B₂（mg）	ビタミン C（mg）	食物繊維（g）	食塩相当量（g）	価格（円）（b）	備考
①穀類	米	358	6.3	1.5	76.7	6	0.9	0	0.16	0.03	0	1.0	0	35.8	
	その他	377	10.8	5.1	69.8	67	1.1	0	0.14	0.04	0	3.3	0.4	34.6	
②いも類	じゃがいも類	105	1.3	0.2	24.7	14	0.4	1	0.09	0.03	29	1.7	0	44.9	
	こんにゃく類	5	0.1	0	2.3	43	0.4	0	0.00	0.00	0	2.2	0	46.4	
⑧肉類	生物	219	17.9	15.3	0.1	5	0.7	20	0.36	0.17	2	0.0	0.2	152.7	
	加工品	396	24.3	33.2	0.3	8	0.6	5	0.40	0.12	30	0.0	1.8	211.9	

〈日本食品標準成分表（八訂）〉

食品名		エネルギー（kcal）	たんぱく質（g）	脂質（g）	炭水化物（g）	カルシウム（mg）	鉄（mg）	ビタミン A（μgRAE）	ビタミン B₁（mg）	ビタミン B₂（mg）	ビタミン C（mg）	食物繊維（g）	食塩相当量（g）	価格（円）（b）	備考
①穀類	米	342	5.7	1.2	74.3	6	0.8	0	0.13	0.02	0	0.8	0	35.8	
	その他	390	10.4	12.2	56.1	147	2.1	1	0.16	0.07	1	4.2	0.3	34.6	
②いも類	じゃがいも類	100	1.1	0.1	19.9	11	0.6	0	0.08	0.03	23	6.3	0.0	44.9	
	こんにゃく類	5	0.1	0.0	0.1	47	0.4	0	0.00	0.00	0	2.3	0.0	46.4	
⑧肉類	生物	189	16.5	12.7	2.2	5	0.7	18	0.34	0.17	2	0.0	0.1	152.7	
	加工品	351	31.7	23.7	2.5	8	0.6	4	0.38	0.10	24	0.0	1.7	211.9	

評価・改善

V 総合評価

■帳票No.29　実習で作成した食品群別荷重平均成分表を用いた食品構成表（出納表）

【計画／実施／評価・改善】

○**用意する資料**：帳票No.27-1　食品群別食品使用量および価格構成表，帳票No.28-2　食品群別荷重平均成分表（100g当たり）

●帳票の目的と作成の考え方

① 給食施設（本実習）で作成した食品構成表（本帳票）と，帳票No.28-2を用いて，給食施設の食品使用の特徴を，栄養面と価格面から把握する。

② 給食施設ごとに食品構成表や食品群別荷重平均成分表を作成する意義を理解する。

③ 限られた食材費の中で，食品群別のおよその費用配分を理解する。

●帳票作成の方法

① **食品群**（a）：帳票No.28-2の食品群を転記する。

② **使用量**（b）：帳票No.27-1の平均値（c）の純使用量を転記する。

③ **エネルギー・栄養素量**（c）：帳票No.28-2を用いて，栄養量を計算する。

④ **価格**（d）：帳票No.28-2から計算する。

■帳票No.29　実習で作成した食品群別荷重平均成分表を用いた食品構成表（出納表）

帳票提出日：		年	月	日
班No.	（実習日：	年	月	日）
クラス	No.	氏名：		

〈日本食品標準成分表（七訂）〉

食品群 (a)		使用量(g) (b)	エネルギー・栄養素量(c)											食物繊維(g)	食塩相当量(g)	価格（円） (d)	備考
			エネルギー (kcal)	たんぱく質 (g)	脂質 (g)	炭水化物 (g)	カルシウム (mg)	鉄 (mg)	ビタミン							
									A (µgRAE)	B₁ (mg)	B₂ (mg)	C (mg)				
①穀類	米	85	303	5.3	1.1	65.4	5	0.7	0	0.11	0.02	0	0.7	0	30.4	
	その他	3.5	14	0.4	0.4	2.1	7	0.1	0	0.01	0	0	0.1	0	1.2	
②いも類	じゃがいも類	26.2	30	0.4	0.1	7.0	3	0.1	0	0.02	0.01	7	0.4	0	11.8	
	こんにゃく類	1.0	0	0	0	0	1	0	0	0	0	0	0	0	0.5	
⑧肉類	生物	36.9	76	6.8	5.0	0	2	0.3	7	0.13	0.07	1	0	0	56.3	
	加工品	1.5	5	0.5	0.1	0	0	0	0	0	0	0	0	0	3.2	
合計																

表の右側に縦書きで：**V 総合評価**

〈日本食品標準成分表（八訂）〉

食品群 (a)		使用量(g) (b)	エネルギー・栄養素量(c)											食物繊維(g)	食塩相当量(g)	価格（円） (d)	備考
			エネルギー (kcal)	たんぱく質 (g)	脂質 (g)	炭水化物 (g)	カルシウム (mg)	鉄 (mg)	ビタミン							
									A (µgRAE)	B₁ (mg)	B₂ (mg)	C (mg)				
①穀類	米	85	291	4.8	1.0	63.2	5	0.7	0	0.11	0.02	0	0.7	0		
	その他	3.5	14	0.4	0.4	2.0	6	0.1	0	0.01	0	0	0.1	0		
②いも類	じゃがいも類	26.2	26	0.3	0	5.2	3	0.1	0	0.02	0.01	6	1.6	0		
	こんにゃく類	1.0	0	0	0	0	0	0	0	0	0	0	0	0		
⑧肉類	生物	36.9	43	6.0	1.5	1.4	9	0.2	10	0.04	0.06	0	0	0		
	加工品	1.5	5	0.5	0.4	0	0	0	0	0.01	0	0	0	0		
合計																

評価・改善

4 給食の原価の構成と評価

■帳票No.30　水光熱費のまとめ 　　　　　　　　【計画／実施／評価・改善】

● 帳票の目的と作成の考え方

　　○ 給食原価のうち，調理に伴う水光熱費（変動費）を把握する。

　調理における電気・ガス・水道の使用量を調べて，1食分の水光熱費（変動費分）を求め，給食原価の構成を把握する。また，これらの費用を抑制するために，どのような点に注意が必要かを考察する。

● 帳票作成の方法

① **使用量**（a）：施設に設置された各種メーターで，調理開始前と片付け終了後を確認して算出する。メーターの設置がない場合は，加熱機器などの稼働時間を調査して使用量を推定する。

② **使用金額**（b）：①の使用量と，教員から提示された料金単価から，算出する。

● 電気，ガス，水道の料金の算出について

　電気・ガス・水道は，使用量に対する料金（変動費）以外に，固定費として基本料金が発生する。基本料金は，電気・ガス・水道それぞれの算定基準に基づくため，実習では料金に含めないこととしてもよい。

❶ **電気料金**（円）＝単価×使用量の合計（kWh）

　・単価：使用量に対する変動料金制。実習では，例として基本料金を含まず，30円/kWhとする。

❷ **ガス料金**（円）＝単価×使用量の合計（m^3）

　・単価：使用量に対する変動料金制。実習では，例として基本料金を含まず，150円/m^3とする。

　・ガス量（m^3）への換算：1kWh＝860kcal。プロパンガス1m^3＝24,000kcal，都市ガス（13A）1m^3＝10,748kcal（帳票中のDの値）。

❸ **水道料金**（円）＝単価×使用量の合計（m^3）

　・単価：使用量に対する変動料金制。実習では，例として基本料金を含まず，上水110円/m^3，下水95円/m^3とする。

■帳票No.30　水光熱費のまとめ

帳票提出日：		年	月	日
班No.	（実習日：	年	月	日）
クラス	No.	氏名：		

		電気・ガス・水道の使用量 （a）				使用金額 （b）
	機器名	消費熱量 （kWh）	稼働時間 （h）	電気量 （kWh）		金額 （円）
❶ 電気使用量 の算定 （単価： 30円/kWh）	炊飯器	0.075	0.67	0.05		2
	IH回転釜	15	1.25	18.75		563
	スチームコンベクションオーブン（1）	17.5	0.75	13.13		394
	スチームコンベクションオーブン（2）	17.5	0	0		0
	ブラストチラー	8.0	1.5	12.0		360
	真空冷却機	8.7	0	0		0
	製氷機	1.03	24	24.72		742
	IHフライヤー	6.0	0.75	4.5		135
	IHテーブル	10.0	0	0		0
	洗浄機	43.1	3.2	137.92		4,138
	食器消毒保管庫（2台：洗浄室）	9.4×2	2.2	20.68		620
	器具消毒保管庫（主調理）	6.4	1.1	7.04		211
	器具消毒保管庫（下処理）	6.4	1.1	7.04		211
	包丁まな板殺菌庫（主調理室）	0.765	24	18.36		551
	包丁まな板殺菌庫（下処理室）	0.765	24	18.36		551
	コールドテーブル（2台）	0.23×2	24	11.04		331
	配膳車（コンセント）		0	0		0
	使用量合計			293.59		8,809

		消費熱量： A	稼働時間 （h）：B	ガス量 （kcal）： C＝A×B	ガス量 （m³）：C/D*	金額 （円）
❷ ガス使用量 の算定 （単価： 150円/m³）	炊飯器	28,500 kcal/h	0.67	19,095	1.78	267
	ガス回転釜	32,000 kcal/h	0.67	21,440	1.99	299
	ガスローレンジ	34.9 kWh	0.50	15,007	1.40	210
	ガステーブル	38.4 kWh	0.50	16,512	1.54	231
	使用量合計			72,054	6.71	1,007

		使用量 （m³）	上水道 （円）	下水道 （円）	小計 （円）
❸ 水道使用量 の算定 （単価： 上水110円/m³, 下水95円/m³）	洗浄機	0.548	60.3	52.1	112.4
	厨房全体（洗浄機を含む）	3.23	355.3	306.9	662.2
	付帯施設	0.168	18.4	16.0	34.4
	使用量合計	3.946	434	375	809.0

			消費量		金額（円）	小計（円）
❹ 給湯・空調 使用量の算定	給湯	ガス	12	m³	1,800	2,542
		電気	0.8	kWh	24	
		水道	3.5	m³	718	
	空調	ガス	29	m³	4,350	11,093
		電気	194	kWh	5,820	
		水道	4.5	m³	923	
	使用量合計					13,635

		実施食数分（円） （100食分合計）	1食当たり（円） （平均値）			金額（円）
1食当たりの 水光熱費	❶電気料金	8,809	88.1	合計金額 （100食分 合計）	❶電気料金	8,809
	❷ガス料金	1,007	10.1		❷ガス料金	1,007
	❸水道料金	809	8.1		❸水道料金	809
	合計	10,625	106.3		❹給湯料金	2,542
					❹空調料金	11,093
					合計	24,260

*Dは都市ガス（13A）1m³＝10,748kcal（左ページ参照）

実　施／評　価

■帳票No.31　原価評価表　　　　　　　　　【計画／実施／評価・改善】

○**用意する資料**：帳票No. 7 - 2　食材日計表（まとめ），帳票No.30　水光熱費のまとめ

● 帳票の目的と作成の考え方

　　○ 給食原価として，人件費，食材費，水光熱費，消耗品費の構成を理解する。

　食材費以外は，実習施設ごとの条件に応じ提示された値を用いて概算する。提示された値（計画値）と実施値（実際の値）を比較し，費用を抑制するために必要な事項について考察する。

　原価から販売予定価格を求め，価格に見合った品質の食事およびサービスができたか，利用者の満足度を予測する。

● 帳票作成の方法

① **人件費**（a）：提示された時給と人数から概算する＊。

② **消耗品費**（b）：洗剤，消毒用アルコール，ラップ，使い捨て手袋などについて算出する。

③ **原価**（c）

　・食材費：帳票No. 7 - 2から転記する。

　・人件費：①から転記する。

　・水光熱費：帳票No.30から転記する。

　・消耗品費：②から転記する。

　・原価の構成比：計画値は，提示された値を記入する。実施値は，上記から算出する。

　・差額：計画値と実施値から求める。

④ **評価・改善**（d）

　・原価およびその構成比は適切であったか，評価する。費用抑制のための改善点を検討する。

　・原価から販売価格を検討し，実現可能性等を考察する。

コラム
給食における収入（売り上げ）と支出（給食の原価）

　原価管理の基本は，収入に見合った支出であることである。給食における収入は，給食施設の種類によって異なる。利用者が支払う給食費のみであることは少なく，給食の運営にかかる費用の一部が，国や地方自治体，あるいは給食施設をもつ組織が負担している。これには法律や制度が関わっている。

　実習では，利用者に食材費のみを負担してもらうことを前提とし，食材費の収支バランスが適切となることを第一の目標としている。給食における原価には，人件費，水光熱費，経費等があるが，これらについては事例データに基づき考える。　　　　　　　　　　　　　　（石田）

*実習の場合（A）では，のべ作業時間が長いため，人件費が原価構成比の60.1％に上り，1人分の給食原価は1,653円となった（計画値の3.3倍）。

　　そこで，実際の給食施設の場合（B）を考え，人件費を実習の6割と想定して，試算した。人件費の原価構成比は47.3％，1人分の給食原価は1,246円となった。それでもまだ計画値の2.5倍であるため，さらなる費用削減が求められる。

■帳票No.31　原価評価表

帳票提出日：	年	月	日
班No.　　（実習日：	年	月	日）
クラス　　　No.　　氏名：			

人件費 (a)

	職種	人数（人）	想定時給（円/h）	計画 のべ作業時間(h)	計画 1日当たり(円)	計画 1食当たり(円)	実施 のべ作業時間(h)	実施 1日当たり(円)	実施 1食当たり(円)	1日当たりの差額（円）（計画−実施）
実習の場合：A	管理栄養士	6	1,200	42	50,400	504	42	50,400	504	0
	調理員	7	1,000	49	49,000	490	49	49,000	490	0
	パートタイマー		950							
実際の給食施設の場合：B	管理栄養士	1	1,200	8	9,600	96	8	9,600	96	0
	調理員	4	1,000	32	32,000	320	32	32,000	320	0
	パートタイマー	3	950	18	17,100	171	18	17,100	171	0

消耗品費 (b)

品目	数量（個数）	計画 単価（円）	計画 小計（円）	実施 単価（円）	実施 小計（円）	差額（円）（計画−実施）
消耗品費	100	74	7,400	74	7,400	0

原価（全体）(c)

項目	計画 金額（円）(100)人分	計画 金額（円）1人分	計画 構成比（%）	実施 金額（円）(100)人分 人件費A	実施 金額（円）(100)人分 人件費B	実施 金額（円）1人分 人件費A	実施 金額（円）1人分 人件費B	実施 構成比（%）人件費A	実施 構成比（%）人件費B	差額（円）（計画−実施）
食材費	20,000	350	40	34,300		343		20.8	27.2	−14,300
人件費A	20,000	200	40	99,400		994		60.1		−79,400
B					58,700		587		47.3	−38,700
水光熱費	10,000	100	20	24,260		242		14.6	19.5	−21,660
消耗品費				7,400		74		4.5	6.0	
合計	50,000	500	100	165,360	124,660	1,653	1,246	100	100	

評価・改善 (d)

評価・改善

V　総合評価

VI 献立の改善案

■ **帳票No.32　改善のポイント**　　　　　　　　　　　【計画／実施／評価・改善】

○**用意する資料**：帳票No. 1 〜 No.30

● 帳票の目的と作成の考え方

① 給食経営管理におけるPDCAサイクルのC（Check），A（Act）について，管理業務ごとに評価を行う。

② 各管理業務の課題を整理して改善案を考える。

　評価は，給食経営管理の中のサブシステムである管理業務ごとに行うが，その中で，それぞれの管理業務が関連性をもっており，各サブシステムがトータルシステムを構築していることを，実習を通じて学ぶ。

● 帳票作成の方法

　実習終了後に，各項目について評価を行い（a），改善案を考える（b）。

　実習後の評価会や反省会がある場合には，その前までに本票を作成して評価会や反省会で活用する。評価会や反省会の終了後には，その内容を踏まえて，加筆および訂正を行う。

■帳票No.32　改善のポイント

帳票提出日：	年	月	日
班No.　　（実習日：	年	月	日）
クラス　　　No.　　　氏名：			

	評価 (a)	改善献立にどのように反映させたか (b)
栄養・食事管理	さつまいもの素揚げ：ボソボソして食べにくかった。また，主菜が豚肉で脂っぽく感じるため，揚げ物ではなく，甘煮に変更した。	○付け合わせの「さつまいもの素揚げ」を，「さつまいもの甘煮」に変更する。 ・主菜（豚味噌焼き）の付け合わせであるので，煮汁が肉につかないように，おかずケースを使用して盛り付ける。 ・この方法により，煮汁が肉につかないだけでなく，あらかじめ「さつまいもの甘煮」を盛り付けておくことができ，盛り付け時の作業効率を上げることが可能である。 ○デザートのみつ豆に，キウイフルーツを入れて彩をよくする。 ・洗浄・消毒，皮むき，切さいの作業が発生する。 ・1人分10gとして，20個のキウイフルーツの使用が予定されるが，作業後半には，時間のゆとりがあったので，人員的には問題がないと考える。
食材管理	ほうれん草：露地ものが届いた。そのため，いつもより茎が太く，葉も厚みがあったが，品質には問題はなかった。	
品質管理	かつお昆布だしの調整：蒸発率を10％で計画をしていたが，実際には，16％であった。改善版では，蒸発率を15％に変更した。	
生産管理	さつまいもの甘煮への変更：切り方には変更が生じないため，切さい作業については影響がない。100人分であるため，42cmのソトワールを用いて50人分ずつ調理するが，ローレンジを使用するので，機器面からも問題ないと考える。	
原価管理	予算との比較：原価が343円と，予算に比較して少し安い結果となった。みつ豆の果物はすべて缶詰を使用しているが，予算にゆとりがあるため，改善版ではキウイフルーツを入れ，彩をよくした。	
衛生・安全管理	使い捨て手袋：すべての盛り付けは，使い捨て手袋を使用して行っていた。ただし，めしは，手袋にめし粒がついていたので，こまめに取り換えを行うことが必要であると考える。	
顧客管理	来客（喫食者）への対応：12時15分頃に来客のピークを迎えた。来客に席の誘導などをして，もう少しスムーズに着席できるようにしたい。	

評価・改善

■ 帳票No.33-1　栄養管理報告書（給食施設）　　　【計画／実施／評価・改善】

● 帳票の目的と作成の考え方

　　○ 自治体が，給食施設での食事提供および運営について，状況把握，課題発見，改善指導を行う資料とするために，給食施設に提出を求める報告書を作成する。

　地域の監督官庁である都道府県の栄養指導員が，利用者の嗜好に配慮した食事提供，適切な栄養管理，栄養教育の教材となる運営が行われているか，把握する。栄養管理報告書は，健康増進法第24条第1項の規定で，各給食施設の管理者による管轄の保健所への提出が義務づけられている。

　ここでは東京都の事例で説明する（帳票No.33-2・3も同様）。

● 帳票作成の方法

Ⅰ．**施設種類**：対象の給食施設の種類に○をつける。

Ⅱ．**食事区分別1日平均食数及び食材料費**：朝・昼・夕の食事別および定食等の食事の種類別の提供食数を記入する。定食については，材料費または売価を記入する。

Ⅲ．**給食従事者数**：施設側・委託先別に，実習で提示された各職種の人数を，常勤・非常勤に区分して記入する。

Ⅳ．**対象者（利用者）の把握**：把握した利用者情報の項目にチェックする。利用者に関する把握・調査は，食事の摂取量調査，嗜好・満足度調査の実施状況等を記入する。

Ⅴ．**給食の概要**：項目1～4は全施設が記入する。項目1-2は，健康管理部門や給食関係会議との情報共有を踏まえたアセスメントや栄養評価等が行われている場合，「機能している」と判断する。項目5は事業所の場合のみ記入し，施設側と給食側の連携状況を把握する。

Ⅵ．**栄養計画**：項目4は，複数の対象への給与栄養目標量の設定を行っている場合や，複数の定食を提供する場合などでは，提供数の多いものを代表値として示す。「給与栄養量（実際）」は，1か月間の給食提供時における食品の純使用量やでき上がり重量，盛り付け重量などから推定・算出して，各提供日の給与栄養量の平均値を記入するが，本実習では食事提供回数の平均値を記入する。

Ⅶ．**栄養・健康情報提供**：実施している栄養教育活動の内容にチェックする。

Ⅷ．**栄養指導**：個別・集団対象別に実施した栄養指導のテーマ，実施時の対象人数を記載する。

Ⅸ．**課題と評価**：書類作成者（実際は管理栄養士が多い）の考える給食施設での栄養管理活動の目標に比較した，現状の給食施設の栄養管理状況の評価や，今後の改善の方向などを記載する。この項目からは，対応する動きがある施設なのか，その方向性が適切であるかを評価する。

Ⅹ．**東京都の栄養関連施策項目**：東京都が施策評価のためモニタリングしている内容について，施設としても把握する。

XI. **委託**：給食提供業務を委託している施設では，実際の栄養管理状況の把握は受託企業の担当者が行っている場合も多い。そのため委託している場合は，受託企業の社名，連絡先を記載し，委託内容に◯をつける。

■帳票No.33-2　栄養管理報告書（保育所・幼稚園等）　【計画／実施／評価・改善】

● 帳票の目的と作成の考え方

○ 保育所・幼稚園等において個々の子どもの発育・発達過程に応じた食事提供を含めた栄養管理および運営について，帳票No.33-1と同様に，自治体が状況把握，課題発見，改善指導を行うための資料とする。

保育所等では乳児に離乳食を提供している。どの施設においても乳幼児は発育・発達の個人差が大きいため，給食による栄養管理は，本帳票の提出を受けて対象者の体格の把握，献立を含む食環境整備などの栄養管理の体制等の内容の把握，課題発見，改善指導が行われている。

● 帳票作成の方法

IV-4. **体格の把握**：定期的に計測された身長・体重等の測定から肥満度を算出し，肥満ややせの子どもの人数比率を記入する。また，「肥満（やせ）の状況変化」では，給食において食べ方やエネルギー調整を行った場合の再判定を行い，人数の増減と変化率を記入する。

■帳票No.33-3　栄養管理報告書（病院・介護施設等）　【計画／実施／評価・改善】

● 帳票の目的と作成の考え方

○ 医療・介護施設等での食事提供・運営，栄養管理について，帳票No.33-1と同様に，自治体が状況把握，課題発見，改善指導を行うための資料とする。

医療・介護施設等は，利用者の疾病や身体機能低下等の状況に沿った食事の種類や食形態など，多くの個別対応食を提供している。そこでの給食による栄養管理は，健康増進法第24条第1項の規定による栄養管理報告書の提出を受け，PDCAサイクルを意識し，内容の把握，課題発見，改善指導が行われている。

● 帳票作成の方法

VI. **栄養計画**：「4　給与栄養目標量に対する給与栄養量（実際）の内容確認及び評価」は，給与栄養目標量に対し，一定期間の給与栄養量の評価を行っていることを指す。

VII. **栄養・健康情報提供**：「給食時の訪問」は，給食時間に利用者を訪問し，栄養に関するアドバイスをした場合を指す。

IX. **課題と評価**：給食施設の栄養課題を把握している場合は明記し，それに対する取り組みを記載する。また，「食形態の見直しにより，摂取量が増えた」など，施設の自己評価を記載する。

■帳票No.33-1　栄養管理報告書（給食施設）

_____保健所長　殿

施　設　名

所　在　地

管理者名

電話番号

_____年 _____月分　　　（健康増進法第21条による管理栄養士必置指定　1　有　　2　無）

Ⅰ　施設種類	Ⅱ　食事区分別1日平均食数及び食材料費				Ⅲ　　給食従事者数			
		食数及び食材料費				施設側（人）		委託先（人）
1 学校		定食（□単一・□選択）	カフェテリア食	その他		常勤	非常勤	常勤	非常勤
2 児童福祉施設 （保育所以外）	朝　食	食（材・売）　　円	食	食	管理栄養士				
3 社会福祉施設	昼　食	食（材・売）　　円	食	食	栄　養　士				
4 事業所	夕　食	食（材・売）　　円	食	食	調　理　師				
5 寄宿舎	夜　食	食（材・売）　　円	食	食	調理作業員				
6 矯正施設 7 自衛隊	合　計	食（材・売）　　円	食	食	そ　の　他				
8 一般給食センター 9 その他（　　）	再　掲	職員食 ____食	喫食率 ____%		合　計				

Ⅳ　対象者（利用者）の把握

【年1回以上、施設が把握しているもの】

1　対象者（利用者）数の把握　：□有　　□無
2　身長の把握　：□有　　□無
3　体重の把握　：□有　　□無
4　BMIなど体格の把握　：□有　　□無
　4-1　肥満者の割合
　____名 ÷____名×100＝ ____%　（____年度比____%）
　献立等の肥満者への配慮　：□有　　□無
　4-2　やせの者の割合
　____名 ÷____名×100＝ ____%　（____年度比____%）
　献立等のやせの者への配慮　：□有　　□無

5　身体活動状況の把握　：□有　　□無
6　食物アレルギーの把握（健診結果・既往歴含む）
　：□有　　□無
7　食物アレルギーへの対応
　：□有（□除去　□代替　□その他（　　））□無
8　疾病状況の把握（健診結果）　：□有　　□無
9　生活習慣の把握（給食以外の食事状況、運動・飲酒・喫煙習慣等）
　：□有　　□無

【利用者に関する把握・調査】該当に印をつけ頻度を記入する
1　食事の摂取量把握
　□実施している（□全員　□一部）
　　　　（□毎日　□____回/月　□____回/年）
　□実施していない
2　嗜好・満足度調査　□実施している　□実施していない
3　その他（　　　　　　　　　　　　　　　）

Ⅴ　給食の概要

1　給食の位置づけ	□ 利用者の健康づくり　□ 望ましい食習慣の確立　□ 充分な栄養素の摂取 □ 安価での提供　　□ 楽しい食事　□ その他（　　　）
1-2　健康づくりの一環として給食が機能しているか	□ 十分機能している　□ まだ十分ではない　□ 機能していない　□ わからない
2　給食会議	□ 有（頻度：____回/年）　　　　□ 無
2-2　有の場合	構成委員　□管理者 □管理栄養士・栄養士 □調理師・調理担当者 □給食利用者 □介護・看護担当者 □その他（　　　）
3　衛生管理	衛生管理マニュアルの活用　□有　□無 衛生点検表の活用　□有　□無
4　非常時危機管理対策	①食中毒発生時マニュアル　□有　□無 ②災害時マニュアル　□有　□無 ③食品の備蓄　□有　□無 ④他施設との連携　□有　□無
5　健康管理部門と給食部門との連携 （事業所のみ記入）	□ 有　　　　□ 無

評価・改善

<table>
<tr><td>帳票提出日：</td><td>年</td><td>月</td><td>日</td></tr>
<tr><td>班No.　　（実習日：</td><td>年</td><td>月</td><td>日）</td></tr>
<tr><td colspan="4">クラス　　　No.　　氏名：</td></tr>
</table>

施設名 _____

Ⅵ　栄養計画

1　対象別に設定した給与栄養目標量の種類　　□　_____種類　　□　作成していない

2　給与栄養目標量の設定対象の食事　　□　朝食　□　昼食　□　夕食　□　夜食　□　おやつ

3　給与栄養目標量の設定日　　平成　　　年　　　月

4　給与栄養目標量と給与栄養量（最も提供数の多い給食に関して記入）　対象：年齢_____歳～_____歳　性別：□男　□女　□男女共

| | エネルギー (kcal) | たんぱく質 (g) | 脂質 (g) | カルシウム (mg) | 鉄 (mg) | ビタミン | | | | 食塩相当量 (g) | 食物繊維総量 (g) | 炭水化物エネルギー比 (%) | 脂肪エネルギー比 (%) | たんぱく質エネルギー比 (%) |
						A (μg) (RAE当量)	B1 (mg)	B2 (mg)	C (mg)					
給与栄養目標量														
給与栄養量（実際）														

5　給与栄養目標量に対する給与栄養量（実際）の内容確認及び評価　　□　実施している（□毎月　□報告月のみ）　□　実施していない

Ⅶ　栄養・健康情報提供	□有　　□無 （有の場合は下記にチェック）	Ⅷ　栄養指導	□有　　□無　（有の場合は下記に記入）

□栄養成分表示　　　□献立表の提供　　　□卓上メモ

□ポスターの掲示　　□給食たより等の配布　□実物展示

□給食時の訪問　　　□健康に配慮したメニュー提示

□推奨組合せ例の提示　□その他（　　　　　　　）

	実施内容	実施数
個別		延　　　人
		延　　　人
		延　　　人
		延　　　人
集団		回　　　人
		回　　　人
		回　　　人

Ⅸ　課題と評価　　□有　　□無　（有の場合は下記に記入）

（栄養課題）

（栄養課題に対する取組）

（施設の自己評価）

Ⅹ　東京都の栄養関連施策項目　（最も提供数の多い給食に対して記入）

（Ⅵ－4の食事について記入）	目標量	提供量
野菜の一人当たりの提供量（□1食 □1日）	g	g
果物の一人当たりの提供量（□1食 □1日）	g	g

Ⅺ　委託　　□有　　□無　（有の場合は下記に記入）

名称

電話　　　　　　　　　　FAX

委託内容：□献立作成　□発注　□調理　□盛付　□配膳
　　　　　□食器洗浄　□その他（　　　　　　　）

委託契約内容の書類整備：□有　　　　□無

責任者と作成者	施設側責任者 役職　　　　　　　　　氏名
	作成者 所属　　　　　　　　　氏名
	電話　　　　　　　　　FAX
	職種：□管理栄養士　□栄養士　□調理師 　　　□その他（　　　　　　　）

保健所記入欄	特定給食施設 ・ その他の施設 　　　　　　（施設番号　　　　　　）

■帳票No.33-2　栄養管理報告書（保育所・幼稚園等）

_____保健所長　殿

施 設 名

所 在 地

管理者名

電話番号

_____年 _____月分

Ⅰ　施設種類		Ⅱ　食事区分別1日平均食数及び食材料費				Ⅲ　給食従事者数				
			食数及び食材料費				施設側（人）		委託先（人）	
			定食		離乳食		常勤	非常勤	常勤	非常勤
1　幼稚園	朝　食		食	円		管 理 栄 養 士				
2　保育所（認可）	昼　食		食	円	食	栄 養 士				
3　認定こども園	補　食		食	円		調 理 師				
4　その他	夕　食		食	円		調 理 作 業 員				
（認証保育所等）	合　計		食	円		そ の 他				
	再　掲	職員食 _____食				合　　　計				

Ⅳ　対象者（利用者）の把握	
【年1回以上、施設が把握しているもの】 1　対象者（利用者）数の把握　　　：□有　　□無 2　身長の把握　　　　　　　　　　：□有　　□無 3　体重の把握　　　　　　　　　　：□有　　□無 4　体格の把握　　　　　　　　　　：□有　　□無 　4-1　定期的な身長・体重測定の実施　：□有　　□無 　4-2　成長曲線に照らし合わせる観察・評価実施 　　　　　　　　　　　　　　　　　：□有　　□無	5　身体活動状況の把握　　　　　：　□有　　　　□無 6　食物アレルギーの把握（健診結果・既往歴含む） 　　　　　　　　　　　　　　：　□有　　　　□無 7　食物アレルギーへの対応 　：□有（□除去　□代替　□その他（　　　　　　　）） 　　　□無
肥満　（　　　　　%）　| 献立等への配慮：□有　　□無 やせ　（　　　　　%）　| 献立等への配慮：□有　　□無 肥満の状況変化　| □増加した（+　　　　%） （比較時_____年_____月）| □変化なし 　　　　　　　　　　　　| □減少した（-　　　　%） やせの状況変化　| □増加した（+　　　　%） （比較時_____年_____月）| □変化なし 　　　　　　　　　　　　| □減少した（-　　　　%）	【利用者に関する把握・調査】該当に印をつけ頻度を記入する 1　食事の摂取量把握 　：□実施している（□全員　□一部） 　　　　　　（頻度：□毎日　□____回/月　　□____回/年） 　　□実施していない 2　嗜好調査　：　□実施している　　□実施していない 3　その他（　　　　　　　　　　　　　　　　　　　　　　）

Ⅴ　給食の概要	
1　給食の位置づけ	□　利用者の健康な体づくり　□　望ましい食習慣の確立　□　充分な栄養素の摂取 □　安価での提供　　　　　　□　楽しい食事　　　　　　□　その他（　　　　　）
1-2　幼児の健全な発育発達に給食が機能しているか	□　十分機能している　□　まだ十分ではない　□　機能していない　□　わからない
2　給食会議	□　有（頻度：　　　　回/年）　　　　　　　　□　無
2-2　　有の場合	構成委員　　□施設長　　　　　　□管理栄養士・栄養士　□調理師・調理担当者 　　　　　　□保育士・教諭　　□看護担当者　　　　□その他（　　　　　　）
3　衛生管理	衛生管理マニュアルの活用　　　　　□有　　　　　　□無
	衛生点検表の活用　　　　　　　　　□有　　　　　　□無

評価・改善

<table>
<tr><td colspan="3">帳票提出日：　　　　　　年　　　　月　　　　日</td></tr>
<tr><td colspan="3">班 No.　　（実習日：　　　　年　　　　月　　　　日）</td></tr>
<tr><td colspan="3">クラス　　　　No.　　　氏名：</td></tr>
</table>

施設名＿＿＿＿＿＿＿＿＿＿＿＿＿＿＿＿＿＿＿＿＿

4　非常時危機管理対策	①食中毒発生時マニュアル	□有	□無
	②災害時マニュアル	□有	□無
	③食品の備蓄	□有	□無
	④他施設との連携	□有	□無

Ⅵ　栄養計画

1　対象別に設定した給与栄養目標量の種類	□＿＿＿＿＿＿種類　　□　作成していない
2　給与栄養目標量の設定対象の食事	□　朝食　□　昼食　□　夕食　□　補食　□　おやつ
3　給与栄養目標量の設定日	平成＿＿＿年＿＿＿月

4　給与栄養目標量と給与栄養量（最も提供数の多い給食に関して記入）　　対象：年齢＿＿＿歳〜＿＿＿歳　　性別：□男　□女　□男女共

	エネルギー (kcal)	たんぱく質 (g)	脂質 (g)	カルシウム (mg)	鉄 (mg)	ビタミン A (μg) (RAE当量)	B1 (mg)	B2 (mg)	C (mg)	食塩相当量 (g)	食物繊維総量 (g)	炭水化物エネルギー比 (%)	脂肪エネルギー比 (%)	たんぱく質エネルギー比 (%)
給与栄養目標量														
給与栄養量（実際）														

5　給与栄養目標量に対する給与栄養量（実際）の内容確認及び評価	□　実施している（　□毎月　　□報告月のみ）　　□　実施していない

Ⅶ　栄養・健康情報提供　□有　□無　（有の場合は下記にチェック）	Ⅷ　栄養指導　□有　□無　（有の場合は下記に記入）

Ⅶ　栄養・健康情報提供　□有　□無　（有の場合は下記にチェック）

□ 栄養成分表示　　□ 献立表の提供　　□ 卓上メモ
□ ポスターの掲示　□ 給食たより等の配布　□ 実物展示
□ 給食時の訪問　　□ その他（　　　　　　　）

Ⅷ　栄養指導　□有　□無　（有の場合は下記に記入）

	実施内容	実施数
個別		延　　　人
		延　　　人
		延　　　人
集団		回　　　人
		回　　　人
		回　　　人

Ⅸ　課題と評価　□有　□無　（有の場合は下記に記入）

（栄養課題）

（栄養課題に対する取組）

（施設の自己評価）

Ⅹ　東京都の栄養関連施策項目

（Ⅵ−4の食事について記入）	提供量
野菜の一人当たりの提供量（1食）	g
果物の一人当たりの提供量（1食）	g

Ⅺ　委託　□有　□無　（有の場合は下記に記入）

名称	
電話　　　　　FAX	
委託内容：　□献立作成　□発注　□調理　□盛付　□配膳 　　　　　　□食器洗浄　□その他（　　　　　　）	
委託契約内容の書類整備：　　　□有　　　　□無	

作成者	所属
	氏名
	電話　　　　　FAX
	職種：□管理栄養士　□栄養士　□調理師　□その他（　）
保健所記入欄	特定給食施設　・その他の施設（施設番号　　　）
	健康増進法第21条による管理栄養士必置指定　□有

■帳票No.33-3　栄養管理報告書（病院・介護施設等）

_____保健所長　殿

施 設 名

所 在 地

管理者名

電話番号

_____年 _____月分　　　　（健康増進法第21条による管理栄養士必置指定　1　有　　2　無）

Ⅰ　施設種類	Ⅱ-1　1人1日平均食材料費及び食事区分別給食延べ数		Ⅱ-2　定数及び1日平均利用者数
1 病院 2 介護老人保健施設 3 老人福祉施設 （特別養護老人ホーム・通所介護施設・その他高齢者施設） 4 その他 （有料老人ホーム等）	食材料費	円　□食材料費　□その他含	定数又は定員　　　　　　　　床（人）
	給食延べ数（食）		1日平均利用者数合計　　　　　　　　人
	一般食	常　　　食	
		そ　の　他	1日平均利用者数合計　　　　　　　　人
	その他	療養食（特別食）	再　掲　デイサービス　　　　　　　人 　　　　　ショートステイ　　　　　　人
		職員食・その他	その他（　　　　　）　　　　　人
	合　　計		（　　　　　）　　　　　人

Ⅲ　給食従事者数					Ⅳ　利用者の把握・調査　：　□有　　□無
	施設側（人）		委託先（人）		年1回以上、施設が把握しているもの □性別　□年齢　□身体活動レベル □身長　□体重　□BMI　□血清アルブミン □生活習慣（給食以外の食事状況、運動・飲酒・喫煙習慣等） □その他（　　　　　　　　　　　　　　　　）
	常勤	非常勤	常勤	非常勤	
管理栄養士					年1回以上、施設が調査しているもの 1　食事の摂取量把握　　□実施している（□全員　□一部） 　　　　　　　　　　　（頻度　□毎日　□____回/月　□____回/年） 　　　　　　　　　　　□実施していない
栄養士					
調理師					
調理作業員					
その他					2　嗜好・満足度調査　　□実施している（頻度　　回/年）　□実施していない
合　計					3　その他（　　　　　　　　　）（頻度　　回/年）

Ⅴ　給食の概要	
1　給食会議	□　有（頻度：　　　回/年）　　　　　　　□　無
1-2　有の場合	構成委員　□管理者　□管理栄養士・栄養士　□調理師・調理担当者　□給食利用者 　　　　　□介護・看護担当者　□その他（　　　　　　　　　　）
2　衛生管理	衛生管理マニュアルの活用　　　　　□有　　　　　□無
	衛生点検表の活用　　　　　　　　　□有　　　　　□無
3　非常時危機管理対策	①食中毒発生時マニュアル　　　　　□有　　　　　□無
	②災害時マニュアル　　　　　　　　□有　　　　　□無
	③食品の備蓄　　　　　　　　　　　□有　　　　　□無
	④他施設との連携　　　　　　　　　□有　　　　　□無
4　栄養ケア・マネジメントの実施	□　有（□全員・□一部）　　　　　□　無
5　NSTの導入（病院のみ記入）※	□　有　　　　　　　　　　　　　　□　無

Ⅵ　栄養計画	
1　対象別に設定した給与栄養目標量の種類	□　_____種類　　□個別に作成　　□作成していない
2　給与栄養目標量の設定頻度	□毎月設定　　□3か月に1回設定　　□その他（　　　　　　）

評価・改善

帳票提出日：	年	月	日
班No. （実習日：	年	月	日）
クラス No. 氏名：			

施設名

3 給与栄養目標量と給与栄養量（最も提供数の多い給食に関して記入） （食種 □一般食 □その他（　　　　　　））

	エネルギー (kcal)	たんぱく質 (g)	脂質 (g)	カルシウム (mg)	鉄 (mg)	ビタミン A (μg) (RAE当量)	B1 (mg)	B2 (mg)	C (mg)	食塩相当量 (g)	食物繊維総量 (g)	炭水化物エネルギー比 (%)	脂肪エネルギー比 (%)	たんぱく質エネルギー比 (%)
給与栄養目標量														
給与栄養量（実際）														

4 給与栄養目標量に対する給与栄養量（実際）の内容確認及び評価
□実施している（ □毎月 □報告月のみ ） □実施していない

5 栄養改善の実施
□ 有　　　　　　□ 無

5-2 有の場合　内容（複数可）
□有病者の治療　　　　　　□摂食・嚥下機能の改善
□適正体重者の増加　　　　□食事摂取の適正化
□利用者の満足度の向上　　□品質管理の向上
□その他（　　　　　　　　）

Ⅶ 栄養・健康情報提供　□有　□無　（有の場合は下記にチェック）

□栄養成分表示　　　　　□献立表の提供
□卓上メモ　　　　　　　□ポスターの掲示
□給食たより等の配布　　□実物展示
□給食時の訪問　　　　　□その他（　　　　　）

Ⅷ 栄養指導　□有　□無　（有の場合は下記に記入）

	実施内容	実施数	
個別	糖 尿 病	延	人
	脂 質 異 常 症	延	人
	高血圧・心臓病	延	人
		延	人
		延	人
		延	人
集団		回	人
		回	人
		回	人
		回	人
		回	人

Ⅸ 課題と評価　□有　□無　（有の場合は下記に記入）
（栄養課題）

（栄養課題に対する取組）

（施設の自己評価）

Ⅹ 東京都の栄養関連施策項目 （最も提供数の多い給食に対して記入）

（Ⅵ-3の食事について記入）	目標量	提供量
野菜の一人当たりの提供量（□1食 □1日）	g	g
果物の一人当たりの提供量（□1食 □1日）	g	g

Ⅺ 委託　□有　□無　（有の場合は下記に記入）

名称	
電話	FAX
委託内容	：□献立作成 □発注 □調理 □盛付 □配膳 □食器洗浄 □その他（　　　　　）
委託契約内容の書類整備 ： □有 □無	

作成者	所属	
	氏名	
	電話	FAX
	職種：□管理栄養士 □栄養士 □調理師 □その他（　　）	

保健所記入欄	特定給食施設 ・ その他の施設 （施設番号　　　　　）

VIII 実習の展開

1 事業所給食

　実習では，18歳から60歳代までの幅広い年齢層の勤労者の特性を理解し，対面カウンター方式による複数の種類の食事サービス，栄養情報の提供や販売促進等の方法を習得する。さらに，事業所における給食運営のあり方や食数管理等，事業所給食施設の管理栄養士に求められる技能を理解する。なお，本節ではA事業所の給食を例に解説する。

(1) 事業所給食の目的

　事業所とは事業を行う施設であり，そこで働く人々を対象とした，職場での食事提供を事業所給食という。したがって事業所給食は，その事業所で働く人々の健康の保持・増進，生活習慣病の予防を目的とする。同時に，労働生産性の向上にも寄与し，福利厚生*の一環として実施されることから，食事環境やサービスも充実させ，快適な食環境を提供することも重要である。また，単一定食方式より複数のメニューを提供する施設が多く，複数の種類の料理の中から，自分に適した食事を選択する方法を学ぶための栄養教育の役割も担っている。最近は，経済産業省が進める健康経営の観点から，さらに重要度が増している。

　*福利厚生：組織が，従業員およびその家族に行う，賃金以外の施策。その目的は，従業員の確保・定着，勤労意欲や労働能率の向上，労使関係の安定等である。法的義務のあるものと組織が任意で行うものがあり，食事提供（給食）は後者に当たる。

(2) 事業所給食の特徴

1) 施設の規模

　事業所給食の施設は，50食程度を提供する小規模施設から数千食を提供する大規模施設までさまざまで，組織体の業務内容によっても施設の特徴は大きく異なる。提供食数の増加によりメニュー数は増加する。食数の多い施設はカフェテリアシステムを導入するケースが多く，メニュー数は日替わり・固定メニューを合わせると50品種にもなる。

2) 周辺の外食・中食ビジネスとの競合

　事業所給食は他の給食と異なり，給食を利用するか否かはそこで働く人々の自由であるため，周辺の外食・中食ビジネスと競合する。周辺の飲食店の状況，商業施設などを定期的に調査して利用者のニーズを十分に把握し，利用者にとって魅力的で購買意欲が高まるような食事計画を立てる。

3) 委 託 化

　給食運営業務は委託化が進んでいる。このことも事業所給食の特徴である。概ね9割以上の施設が受託会社の運営で給食業務を行っている。

表Ⅷ-1　実習の想定条件：従業員食堂（ワークシート2.1）

条件項目	例
事業内容	物流センター（デスクワークが主である）
対象者	Ａ事業所の従業員（19〜65歳，男女比8：2）
給食施設設置の目的	お客様の健康と笑顔を食事から支える
提供食数	180〜220食（在社人数）
調理・提供システム	コンベンショナルシステム
サービス方法	カウンター配膳，セルフサービス
食事区分	昼食
献　立	定食2種類，めん類 小鉢（日替わり・固定）5品
提供時間	11：30〜13：30
給食費（食材費）	350円/食
施設・設備	調理室のレイアウト：図Ⅷ-1参照 機器リスト：表Ⅷ-2参照 食器：メラミン食器，強化磁器食器など
食事環境	事務棟1階，140席 事業所周辺には，飲食店，コンビニエンスストアがある。
実習生 （給食従事者数）	正社員1人，パートタイマー4人（4〜4.5時間） ・管理栄養士（正社員）担当 ・調理師（パートタイマー）担当，調理員（パートタイマー）担当
契約方式	食単価制
精算方式	IDカード

4）施設の理念

　給食の運営方針を考えるに当たり，給食施設を設置する組織体や企業の業態や業務内容，また，その企業の理念・目標を確認（設定）し，それらに沿った栄養・食事計画を立案する（表Ⅷ-1）。

（3）給食の想定条件

　Ａ事業所の例を，表Ⅷ-1に示す。

（4）対象者の特性の把握（アセスメント）

　食堂利用者の人員構成を把握する（表Ⅷ-3）。

　対象集団の性別・年齢別・身体状況別（身体活動レベル，身長・体重，BMI）の人数，やせや肥満の割合（表Ⅷ-4）についてのアセスメント情報は最低限入手する。情報入手が難しい場合は，栄養管理報告書（帳票No.33-1）に基づく栄養関連データ（報告書記載部分の「Ⅳ対象者（利用者）の把握」項目のデータ）を利用する。個人の健康診断の結果等を入手するのではなく，高血圧者の割合

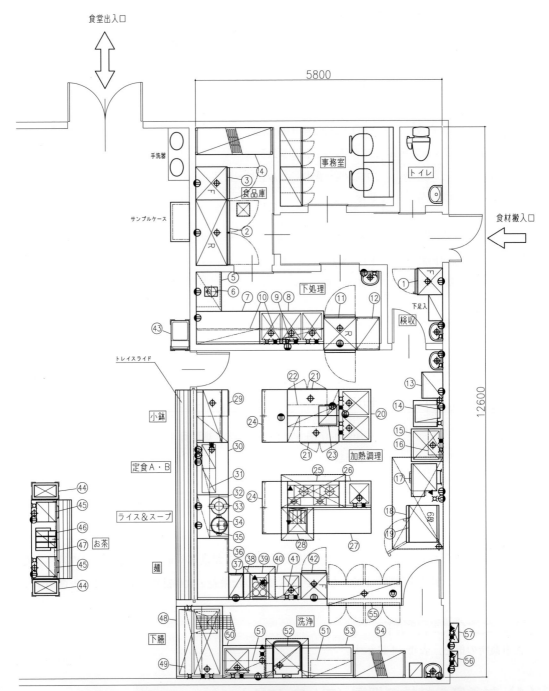

図Ⅷ-1　調理室のレイアウト：従業員食堂（カフェテリア方式）200食用

資料提供）株式会社フジマック

表Ⅷ-2　調理室（従業員食堂用）の機器リスト

セクション	No.	品　名	MODEL	間口	奥行	高さ	台数	給水	給湯	排水	ガス口径(A)	ガス実質消費量(kW)(kcal/h)	蒸気給気(A)	蒸気排気(A)	蒸気消費量(Kg/h)	1φ100V(kW)	1φ200V(kW)	3φ200V(kW)	入口径(A)	出口径(A)	消費量(L/h)	フード	備考
	1	検食用冷凍庫	(FRF6165J-KS)	610	650	1950	1			50						0.381							庫内容積369L、検食容器14個 扉左開き
	2	冷蔵庫（センターピラーレス）	FR1580KiP	1500	805	1950	1			50						0.246							庫内容積1343L、インバーター
	3	冷凍庫	FRF7680Ki	760	805	1950	1			50						0.291							庫内容積634L、インバーター
	4	シェルフ（ベンチ4段）エレメンツ	ESU247272V	1820	610	1830	1																NSF仕様
	5	殺菌庫	FSCDT0960B	900	600	850	1									0.780							収納数（包丁16、まな板7）
	6	卓上カッターミキサー	DLC-NXJPG	221	315	435	1									0.48							
	7	台	FTPB1576	1500	750	850	1																
	8	三槽シンク	FSTB1576	1500	750	850	1	15×3	15×3	50×3													
	9	微酸性電解水生成装置	ピュアスターミュークリーン2	287	150	297	1	15								0.13							
	10	吊戸棚W/上棚		1500	350	620 / 1段	2																
	11	冷蔵庫（両面）	FR7686WK	760	860	1950	1			50						0.383							庫内容積665L
	12	パスボックス		550	750	1800	1																
	13	殺菌庫	FSCD6050B	600	500	1030	1									0.780							収納数（包丁20、まな板5）
	14	計量洗米装置	RM-401A	600	630	1785	1	15		50						0.57							
	15	一槽シンク	FSB7575	750	750	850	1	15	15	50													
	16	パイプ棚	FPS0635	600	350	1段	1																
	17	ガス自動炊飯器	FRC14FA	750	710	1134	1				25	23.3(20000)				0.034						○	炊飯能力：2.8〜14kg 炊物質量：高気熱形式
	18	コンビオーブン（ケアコントロール）	FSCCWE61	847	771	782	1	20		50								10.1				G	庫内段数6段 1/1サイズ6段収納
	19	コンビオーブン専用架台スタンド型	BS-1WEP	845	665	671	1																
	20	二槽シンク（背立無）	FSWB1275F	1200	750	850	1	15×2	15×2	50×2													
	21	コールドテーブル（センターピラーレス）	FRT1260KP	1200	600	850	2			50×2						0.134×2							庫内容積238L
	22	上棚		1200	500	1段	1																
	23	電子レンジ	NE-1800	422	473	337	1										2.8						※配電ブレーカーはインバータ対応のこと
	24	台下戸棚	FTCS1260F	1200	600	850	2																
	25	ガステーブル	FGTNS126022	1200	600	850	1				20	32.2(27600)										G	
	26	シンク付台		750	600	850	1	15	15	50													
	27	台	FTPB1566	1500	600	850	1																
	28	ガスフライヤー	FGF18NB	450	600	850	1				15	10.0(8600)										G	油量：18リットル、JIA認証、深鋼
	29	コールドユニット		1200	750	1700	1			50						0.4		0.75					
	30	ウォーマーテーブル	FWT1275SF	1200	750	850	1		15	25								2.40					
	31	スニーズガード		1200	300	300	1																1段ガラス仕様
	32	ライス＆スープテーブル		1000	750	850	1																
	33	ライスウォーマー	THS-C80A	460	380	390	1									0.08							内容量：8リットル
	34	スープウォーマー	TH-CU160	460	395	405	1									0.28							容量：16リットル
	35	スニーズガード		1000	300	300	1																1段ガラス仕様
	36	台下戸棚		1400	750	850	1																
	37	フードウォーマー	FFW3454A	340	540	285	1									1.00							ホテルパン 1/1 1コ付
	38	スープウォーマー架台		500	600	850/565	1																
	39	ガスゆで麺器	FGNB456004A	450	600	800	1		15	25	25	16.3(14000)										○	4テボタイプ
	40	シンク付台		750	600	850	1	15	15	50													
	41	上棚	FOS0630	600	300	250	1																
	42	冷凍庫	(FRF6165Ki)	610	655	1950	1			50						0.279							庫内容積378Lインバーター、扉左置き
	43	トレイディスペンサー	FTMC10B	430	670	857	1																
	44	ラックディスペンサーカート	FRMC110	620	370	850	2																
	45	ティーサーバー	PTE-F250HWA1-BK	450	527	750	2	15×2		40×2						1.21×2							浄水器付
	46	オーガナイザー	6RS6	511	488	241	1																
	47	サービステーブル		1800	950	850	1																トレイスライド付
	48	シャワーシンク		1650	1100	850	1	15 20×2	15	50 ビット													
	49	上棚		1650	400	1段	1																
	50	ソイルドテーブル		1200	750	850	1	15	15	50													
	51	ラックシェルフ		1000	400	1段	2																
	52	ドアタイプ洗浄機	FDWS60FL75	670	750	1435	1		15	40 50	15	16.0(13800)						5.0				○	深鋼（低機能）、ブースター内蔵 扉全開高さH=1903
	53	クリーンテーブル		1200	750	850	1																
	54	シェルフ（ベンチ4段）エレメンツ	ESU244872V	1220	610	1830	1																NSF仕様
	55	電気消毒保管庫	FEDB20W	1750	550	1900	1			25								9.40					収納カゴ数：20カゴ
	56	ガス瞬間湯沸器	16号相当				1	15	15		15	34.9(30000)				0.5							設備工事
	57	ガス瞬間湯沸器	32号相当				1	20	20		20	69.2(59500)				0.5							設備工事

資料提供）株式会社フジマック

表Ⅷ-3　事業所給食の人員構成表（帳票No.1）

年齢階級 (歳)	身体活動レベル／性							
	低い（Ⅰ）				ふつう（Ⅱ）			
	男性		女性		男性		女性	
	推定エネルギー必要量 (kcal)	人数 (人)	推定エネルギー必要量 (kcal)	人数 (人)	推定エネルギー必要量 (kcal)	人数 (人)	推定エネルギー必要量 (kcal)	人数 (人)
18～29	2,300	10	1,700	5	2,650	25	2,000	10
30～49	2,300	60	1,750	5	2,700	35	2,050	10
50～64	2,200	25	1,650	5	2,600	25	1,950	5
小　計		95		15		85		25
合　計	220人							

表Ⅷ-4　事業所給食利用者のやせと肥満の割合（ワークシート3.2）

年齢階級 (歳)	性／BMI											
	男　性						女　性					
	18.5未満		18.5～25未満		25以上		18.5未満		18.5～25未満		25以上	
	人数	(%)	人数	(%)	人数	(%)	人数	(%)	人数	(%)	人数	(%)
18～29	4	(2.2)	24	(13.3)	7	(3.9)	3	(7.5)	11	(27.5)	1	(2.5)
30～49	4	(2.2)	63	(35.0)	28	(15.6)	2	(5.0)	11	(27.5)	2	(5.0)
50～64	2	(1.1)	32	(17.8)	16	(8.9)	1	(2.5)	7	(17.5)	2	(5.0)
小　計	10	(5.5)	119	(66.1)	51	(28.4)	6	(15.0)	29	(72.5)	5	(12.5)
合　計	180人 (100%)						40人 (100%)					

　など，集団として把握することが望ましい。
　また，対象集団の食生活の特徴の把握に努める。昼食提供の施設では，食堂利用者の割合，提供している食事の販売状況より選択行動の特徴を分析しておく。さらに，朝食の欠食状況，夕食の摂取状況，勤務時間等と合わせて把握することが望まれる。

（5）栄養・食事計画，献立計画

　上記のアセスメント情報をもとに，栄養・食事計画，献立計画を立てる。

1）給与栄養目標量の決定

　人員構成（表Ⅷ-3）に基づき，「日本人の食事摂取基準」を参考に，1日当たりの給与エネルギー目標量を算定する（表Ⅷ-5）。提供する食事区分（昼食など）に応じて，1日の何％を提供するかを決定する。エネルギーの幅が大きい場合，例えば，定食2種類を提供する施設では目標量を2つに分けて設定し（事例では，600kcal，800kcal），他の栄養素の目標量を決定する（表Ⅷ-6）。

表Ⅷ-5　事業所給食における給食の推定エネルギー必要量
（昼食：1日の35%）と利用者数（帳票No.2）

推定エネルギー必要量		該当人数（人）		
1日当たり （kcal/日）	昼食丸め値 （kcal/回）	男性	女性	合計
1,650	600		5	
1,700	600		5	15
1,750	600		5	
1,950	700		5	
2,000	700		10	25
2,050	700		10	
2,200	800	25		95
2,300	800	70		
2,600	900	25		
2,650	900	25		85
2,700	900	35		
合　計		180	40	220

表Ⅷ-6　事業所給食の給与栄養目標量と献立作成基準（帳票NO.2，3-1）

献立の種類	給与栄養目標量（昼食）		献立作成基準	
定食A	エネルギー	800 kcal	料理の 組み合わせ	主食・主菜・副菜（小鉢1〜2品） 汁物またはフルーツ
	たんぱく質エネルギー比率	13〜20%E		
	脂質エネルギー比率	20〜30%E	その他	主食は米飯（普通盛り：200g） 精白米・五穀米等（丼メニュー含む）
	食塩相当量	3.0g前後		
定食B	エネルギー	600 kcal	料理の 組み合わせ	主食・主菜・副菜（小鉢1〜2品） 汁物またはフルーツ
	たんぱく質エネルギー比率	13〜20%E		
	脂質エネルギー比率	20〜30%E	その他	主食は米飯（普通盛り：170g） 精白米・五穀米等（丼メニュー含む）
	食塩相当量	2.8g未満		

2）献立作成基準の設定と献立の作成

　献立作成基準を設定し（表Ⅷ-6），2〜4週間の期間献立表を作成する（表Ⅷ-7）。献立作成基準の設定には，サービス方法，提供メニューの種類数，食器の種類等を考慮する。メニュー数が多い場合は，チェック表（表Ⅷ-8）により調理方法・作業工程・食材などの重複がないか確認する。

3）食数の設定

　過去の献立出数データ，曜日，施設行事などを考慮のうえ，食数を予測して設定する。

4）価格の設定

　施設の委託契約方式により，販売価格の設定を行う。食単価制の販売価格については，外食・中食の価格を参考にしながら，商品価値および原価構成比率（表Ⅷ-9）を考慮して慎重に行う。

表Ⅷ-7　事業所給食の予定献立表（2週間）（帳票No.4）

○季節：＿＿＿＿＿＿＿＿＿＿＿＿＿＿＿＿＿＿＿＿＿＿

○期間：　　年　月　日～　　　　年　月　日

献立／料理区分		月	火	水	木	金
定食A （800 kcal）	主菜 副菜 汁物または フルーツ	タンドリーチキン ツナサラダ コンソメスープ E:776 P:36.0 F:23.7 S:2.7	焼肉丼 ナムル わかめスープ E:798 P:27.1 F:26.4 S:3.0	さばのみぞれあん 和風サラダ 具だくさん味噌汁 E:753 P:27.8 F:21.6 S:3.9	ポークシチュー 彩りサラダ フルーツ E:809 P:24.6 F:22.7 S:3.1	魚のムニエルタルタルソース イタリアンサラダ ミネストローネ E:754 P:31.7 F:24.4 S:3.6
定食B （600 kcal）	主菜 副菜 汁物または フルーツ	八宝菜 揚げワンタン 中華スープ E:566 P:24.7 F:16.6 S:3.1	豆腐ハンバーグ かぼちゃの素揚げサラダ 味噌汁 E:580 P:20.1 F:19.3 S:3.0	牛肉の香味焼き なすの焼き浸し 味噌汁 E:626 P:25.2 F:19.8 S:2.9	しらす丼 竹輪の磯辺揚げ 味噌汁 E:550 P:24.4 F:13.9 S:3.2	四川風麻婆豆腐 野菜のごま酢和え 卵とトマトのスープ E:630 P:22.7 F:20.2 S:3.1
めん類	（そば） （うどん）	きつねそば・うどん E:385 P:16.3 F:6.7 S:4.3 E:315 P:11.9 F:5.5 S:4.9	タンメン E:522 P:26.2 F:19.1 S:7.6	カレー南蛮そば・うどん E:525 P:24.2 F:12.6 S:6.4 E:455 P:19.8 F:11.3 S:7.0	味噌ラーメン E:582 P:31.1 F:20.5 S:7.4	かき揚げそば・うどん E:456 P:13.6 F:12.2 S:3.7 E:386 P:9.2 F:11.0 S:4.3
小鉢	固定	納豆（E:82 P:7.1 F:4.0 S:0.7），冷奴（E:76 P:7.5 F:4.4 S:0.7），グリーンサラダ（E:67 P:0.8 F:5.9 S:1.0）				
	日替わり	定食A・Bにつく日替わり小鉢を，単品で販売します。				

献立／料理区分		月	火	水	木	金
定食A （800 kcal）	主菜 副菜 汁物または フルーツ	ししゃもの磯辺フライ ほうれん草の香り和え 味噌汁・フルーツ E:781 P:31.5 F:20.4 S:2.2	ひき肉と豆のカレー 温野菜サラダ なめらか牛乳プリン E:827 P:30.0 F:25.0 S:3.2	肉団子黒酢あん くらげの中華和え 卵スープ E:769 P:21.7 F:23.9 S:3.8	魚の竜田揚げネギソース もやしと青菜のごま和え 味噌けんちん汁 E:756 P:28.5 F:24.8 S:3.8	鶏と野菜のチリソース炒め 春雨中華サラダ 豆腐とわかめのスープ E:838 P:27.4 F:27.8 S:3.5
定食B （600 kcal）	主菜 副菜 汁物または フルーツ	豚肉の生姜焼き きゅうりの梅肉和え 味噌汁 E:563 P:25.1 F:18.3 S:2.9	さばの柚子風味焼き かぼちゃの含め煮 味噌けんちん汁 E:609 P:26.1 F:18.3 S:3.0	白身魚のラタトゥイユソース ミモザサラダ コンソメスープ E:554 P:26.3 F:8.2 S:2.5	ロコモコライス レモンスープ E:629 P:23.6 F:20.9 S:2.2	さけのちゃんちゃん焼き 五目ひじき すまし汁 E:574 P:27.0 F:14.0 S:2.8
めん類	（そば） （うどん）	とろろそば・うどん E:426 P:19.8 F:7.3 S:3.9 E:356 P:15.4 F:6.1 S:4.5	担担麺 E:680 P:26.4 F:34.6 S:5.5	けんちんそば・うどん E:478 P:21.4 F:7.8 S:5.5 E:408 P:17.0 F:6.6 S:6.1	広東麺 E:563 P:31.1 F:20.7 S:7.5	山菜なめこそば・うどん E:324 P:13.2 F:2.0 S:3.8 E:254 P:8.8 F:0.8 S:4.4
小鉢	固定	納豆（E:82 P:7.1 F:4.0 S:0.7），冷奴（E:76 P:7.5 F:4.4 S:0.7），グリーンサラダ（E:67 P:0.8 F:5.9 S:1.0）				
	日替わり	定食A・Bにつく日替わり小鉢を，単品で販売します。				

※　E：エネルギー（kcal），P：たんぱく質（g），F：脂質（g），S：食塩相当量（g）

〈仕入れの都合により献立が変更になる場合がございます。ご了承ください〉

表Ⅷ-8　予定献立表チェックリスト（例）

給与栄養目標量が 考慮されているか	□エネルギー □たんぱく質 □脂質	□食塩相当量 □エネルギー産生栄養素バランス
価　格	□価格は適正か（販売価格・材料費）	
使用食材	□食材に重複は無いか	□季節は考慮されているか
献立の 組み合わせ	□料理様式のバランスは良いか 　　（和・洋・中・他） □調理方法のバランスは良いか 　　（揚げ物・煮物・蒸し物・焼き物等）	□作業機器に偏りはないか □味に偏りはないか □色彩バランスは良いか
献立の内容	□主菜と付け合せの組合せは適切か	□主菜と副菜の組合せは適切か

表Ⅷ-9　事業所給食の原価構成比率（例）

項　目		一般的な場合の構成比（％）
食材費		42
人件費		34.5
その他の経費	水光熱費・衛生費	15
	消耗品費・修繕費	
	雑費など	
間接費		6
営業利益		2.5
合　計		100

（6）販売促進計画

　給食の目的や利用者のニーズに合ったメニューを考え，食事や健康・栄養の情報を発信して，販売促進につなげていく。情報は，効果的な内容や発信方法（ポスター，卓上メモ，イントラネットの活用等）などを検討する。

1）販売する食事の情報

①　予定献立表の配布・掲示，イントラネットを利用した配信などを定期的に行い，利用者に認知してもらう。食事サンプルの提示方法や栄養成分表示の内容，方法を決定して実施する。

②　当日販売する食事について，食材のアレルギー表示や原産地表示を行う。また，カフェテリア方式の場合，おすすめの組み合わせのサンプル表示をする。

③　ヘルシーメニューを，計画を立てて販売する。

2）健康・栄養情報

①　プライスカード・栄養メモ・リーフレット・ポスターなどの媒体，イントラネットを利用して，提供・配信する。

②　健康・栄養パネル展，栄養セミナーなどを開催する。

③　イベント，フェアなどを開催し，国内外の行事や行事食，郷土料理，民族料理，トレンドな食材や外食店舗の食材・料理などを紹介・提供する。

（7）給食の評価・改善

　食事については，品質管理，衛生・安全管理の視点で評価する。さらに，販売状況，原価，顧客満足度など，経営的な面からも評価する。

1）提供した食事の評価

　提供温度（基準：冷菜10℃以下，温菜65℃以上），提供量（基準：盛り付け目標量の±10％）などについて，各種帳票から確認し，残菜の確認・調査を行う。衛生管理関連帳票で，衛生状態を確認する。

2）経営面からの評価

①　**販売状況**：精算機器により，メニューごとの販売食数，売り切れ時間，売れ残り状況，天候との関連について，数値データ管理・分析を行う。

②　**原価**：目標原価との差異について，確認・分析を行う。

③　**顧客満足度**：アンケートを実施して，食事のおいしさ（基準：「おいしい・ややおいしい」評価70％以上），日々のクレーム状況を確認し，改善につなげる。

④　**食堂オープン時間**：厳守できたか，確認する。

2 保育所給食

　実習では，乳幼児の特性を理解し，昼食とおやつについての食事サービスと，給食を教材とした食育の展開方法を習得する。保育所における給食運営のあり方や品質管理等，保育所給食施設の管理栄養士に求められる技能を理解する。なお，本節ではB保育所の給食を例に解説する。

（1）保育所給食の目的

　保育所は，保護者が共働きなど何らかの理由によって保育を必要とする0歳から就学前までの乳幼児を日々保護者に代わって保育する施設である。保育所の給食は，子どもの健やかな発育・発達を目指し，健康状態・栄養状態の維持・向上およびQOL（Quality of life：生活の質）の向上を目的としている。施設の特徴を把握し，子どもの身体状況・生活習慣・嗜好を考慮した食事の提供と，栄養に関する情報を提供する食育活動を通して，子どもおよび保護者の食事・食生活を支援する。

（2）施設の特徴

1）施設の種類，所在地，周辺地域の把握

　施設の所在地，周辺地域の特徴，保育所に子どもを預ける保護者の特徴を把握し，保護者や子どものニーズや課題を明らかにする（表Ⅷ-10）。

2）保育目標の設定

　すべての保育所に共通する保育目標は，次のとおりである。

　① 子どもが現在を最も良く生き，望ましい未来をつくり出す力の基礎を培うこと

　② 入所する子どもの保護者に対し，その援助に当たること

表Ⅷ-10　施設の特徴（帳票No. 1）

施設の種類	B保育所
所在地	S県S市内
周辺地域の特徴	・市内の住宅地に設置し，周辺には緑地公園や田畑があり，自然に恵まれた環境にある。 ・保育所の利用者は，市内中心部に通勤する若い年齢の世帯が多く，核家族で共働きの割合が高い。 ・大型スーパーマーケットが近隣にあり，外食や中食の利用率も高い。
保育時間	・標準時間利用　7：15〜18：15　　・延長保育　　18：15〜19：15 ・短時間利用　8：30〜16：30　　・土曜日利用　7：15〜18：15
保育目標	「今を生き生きとすこやかに生き，未来を力強く生きる子どもを育てる」 ・人の気持ちがわかり大切にする子ども ・自分の体を大切にする健康で明るい子ども ・友達と仲良く遊び，力を合わせる子ども ・よく見て，よく聞いて，自分でよく考えて行動する子ども ・豊かな気持ちでのびのびと自分を表現する子ども

これらを踏まえながら，各保育所の特色，施設の規模，子どもや保護者の状況，地域性などに合わせて，保育目標を設定する（表Ⅷ-10）。

3）給食目標の設定

給食目標は，食事の提供と食育を一体的な取り組みとして，保育目標に沿って設定する。健康で質の高い生活を送る基本としての「食を営む力」の育成に向け，その基礎を培うために，子どもが食欲を中心とした自らの意欲をもって，食事および食環境にかかわる体験の場となるようにする（表Ⅷ-11）。

（3）給食の想定条件

B保育所の例を，表Ⅷ-11に示す。

（4）対象者の特性の把握（アセスメント）

1）子どもの特性の把握

保育所での食事の提供に当たっては，次の情報を確認・把握しておく。

① 性別・年齢（月齢），身長・体重（表Ⅷ-12，13）
② 成長曲線：出生時から現在までの成長を観察し，発育状況を判定する（図Ⅷ-2）。
③ 活動量
④ 家庭の食事内容や生活時間
⑤ アレルギー等疾病の有無
⑥ 個別対応の必要な子ども

2）特性が類似する子どものグループ化

調理・配膳・配食の条件なども考慮しながら，特性の類似する子どもをグループ化する。給与栄養目標量は，一般に1～2歳児，3～5歳児の区分に設定することが多い。なお，子どもは成長が著しいため，定期的に（少なくとも半年に1回以上）確認し見直す。

また，0歳児は，個人差が大きく，離乳の進行によって乳汁と離乳食の配分が変化するため個別対応を基本とする。

3）食事摂取量の把握

子どもの1日の食事（保育所給食を含む）の摂取量を把握し，保育所の食事が1日のうちどの程度の割合（寄与率）を占めているかの情報を得る。

（5）栄養・食事計画，献立計画

栄養管理のポイントは，子どもたち一人ひとりに適切な食事を提供することである。

そのためには，常に子どもたちのことを考え，定期的にアセスメントをして提供する食事の調整を図り，子どもたちがどのように食べたか継続的にモニタリングし，その結果を給与栄養目標量の基準や献立に反映させる必要がある。

表Ⅷ-11　実習の想定条件：保育所給食（ワークシート2.2）

条件項目	例
対象者	乳児，幼児1〜5歳
給食の目標	楽しく食べる体験をとおして，"食を営む力"を培う
提供食数	70食（おやつを含む）：調乳5食，離乳食5食，1〜2歳児食10食，3〜5歳児食50食
調理・提供システム	コンベンショナルシステム
給食の形態	＜3歳未満児食＞ ・0歳児：完全給食（授乳・離乳食）＋おやつ，個別対応 ・1〜2歳児：完全給食（主食・副食）＋午前・午後おやつ ＜3歳以上児食＞ ・3〜5歳児：副食（主食は持参）＋午後おやつ 　　　　　または，完全給食（主食・副食）＋午後おやつ
献　立	単一献立

食事区分， 給食時間		午前のおやつ	昼　食	午後のおやつ
	3歳未満児	10：00〜10：15	11：15〜12：00	15：15〜15：40
	3歳以上児		11：30〜12：15	15：15〜15：40
	延長保育の場合のおやつ　18：15〜18：30			

給食費	・3歳未満児：6,500円／月 ・3歳以上児：4,500円／月（主食を提供する場合：主食費1,000円／月） ・延長保育の場合のおやつ代：2,000円／月
施設・設備	・調理機器：炊飯器，スチームコンベクションオーブン，コンロ（大2口，小3口），3層シンク，調理台，作業台，冷凍庫，冷蔵庫，食器洗浄機，食器消毒保管庫，器具殺菌庫，食器棚，ショーケース，可動式ワゴン，手洗い器，ダムウェーター ・食器：めし碗，汁椀，おかず皿，おやつ皿，マグカップ，トレイなど（箸，スプーン，フォークは各自持参）
提供方法， 食事環境	・3〜5歳児が保育室またはホール，1〜2歳児が保育室での保育士による配食を想定して設定する。 ・実習食堂を，保育室またはホールに見立て，調理員担当が保育士役になって配膳・配食する。
実習生 （給食従事者数）	管理栄養士担当1人 調理員担当3人
経営形態	直営

表Ⅷ-12　保育所給食の人員構成表（帳票No. 1）

年齢（歳）	男児（人）	女児（人）	合計（人）
0	4	6	10
1	3	2	5
2	2	3	5
3	9	8	17
4	7	9	16
5	8	9	17
合計	33	37	70

VIII　実習の展開

表VIII-13　保育所乳幼児の身体状況個別記録表（ワークシート3.3）

○対象児名：　　SK　　　　　○性別：　　男児

計測月	月齢	0歳 身長(cm)	0歳 体重(kg)	1歳 身長(cm)	1歳 体重(kg)	2歳 身長(cm)	2歳 体重(kg)	3歳 身長(cm)	3歳 体重(kg)	4歳 身長(cm)	4歳 体重(kg)	5歳 身長(cm)	5歳 体重(kg)
4月	0	50.5	3.4	74.0	9.8	86.8	12.0	95.6	14.8	104.3	16.7	112.2	20.0
5月	1				10.1		12.3		14.8		17.0		20.0
6月	2			78.7	9.9	87.8	12.5	97.9	14.8	107.5	16.5	113.4	19.5
1月	9				11.6		14.0		16.4		18.5		21.2
2月	10				12.0		14.5		16.5		19.0		21.5
3月	11	73.5	9.8	86.5	12.4	95.6	14.0	104.6	16.8		19.0	118.6	21.5

1）給与栄養目標量の設定

　子どもは成長期にあるため，過剰より不足の回避に重点を置いて設定する。

① 推定エネルギー必要量の分布を確認する（表VIII-14）。

② 各栄養素の給与目標量を設定する（表VIII-15）。

③ 食事提供回数とその食事区分を確認する。

④ 主食の量を把握し，設定する。3〜5歳児では，主食は自宅からの持参が原則であるが，保育所設置者の方針により，施設で提供する場合もある。

2）献立作成基準の設定と献立の作成

　献立作成基準，品質基準を設定し，3〜5歳児食の献立を基本に，離乳食や1〜2歳児食の献立に展開する。献立作成基準，品質基準の設定の際には，使用食器を考慮する。また，保育室ないしはホールまで食缶で配食し，保育士が盛り付けて配膳する場合，調理室で調理員が盛り付ける場合など，配食・配膳方法も考慮する。

　献立作成のポイントは次のとおりである。

① 調理の効率や作業手順・動線，安全・衛生を考慮しながら，調理方法や量，料理の形状を変えて立案する。

② 食品構成は，3〜5歳児食と1〜2歳児食を1：0.8などの比率で設定することが多いが，献立の方針によっては，1〜2歳児食の方が多く使用する食品群がある。食品の偏りや使い方の傾向などの確認に活用する。

③ 食材は，子どもの嗜好や季節・地域などを考慮して，多くの種類を使用する。

④ 味つけは，食品の持ち味を生かす。

⑤ その他，料理の組み合わせや盛り付け，彩りに配慮し，郷土料理や行事食などを取り入れる。

⑥ おやつは食事の一部である。菓子類に偏らないようにし，消化の良いものの摂取や，水分・ビタミン・ミネラルの補給にも留意する。

○対象児名：　**SK**　　　○性別：　**男児**

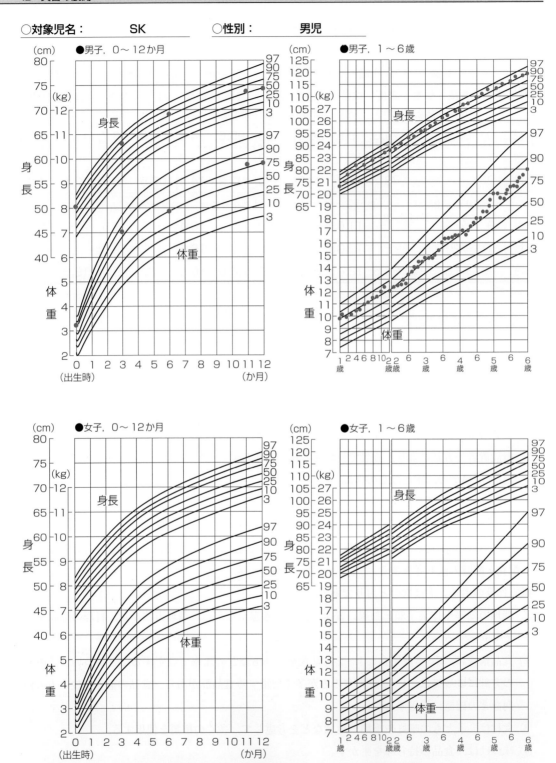

図Ⅷ-2　乳幼児身体発育パーセンタイル曲線による子どもの成長の確認（ワークシート3.4）

資料）厚生労働省：平成22年乳幼児身体発育調査

表Ⅷ-14　保育所の幼児の特性と推定エネルギー必要量（1日当たり）（例）

	1〜2歳児				3〜5歳児				
	身長 (cm)	体重 (kg)	カウプ 指数 (kg/m²)	推定エネル ギー必要量 (kcal/日)	身長 (cm)	体重 (kg)	カウプ 指数 (kg/m²)	肥満度 (%)	推定エネル ギー必要量 (kcal/日)
平均値	85.9	11.7	15.9	950	104.2	16.3	15.0	−2.6	1,350
中央値	87.0	12.0	15.9	1,000	104.5	16.5	15.1	−1.9	1,305
最大値	92.1	13.0	16.5	1,100	110.5	17.5	16.0	0.5	1,461
最小値	78.4	10.0	15.1	800	98.5	14.5	14.3	−3.5	1,184

出典）佐々木ルリ子／由田克士・石田裕美編：食事摂取基準による栄養管理・給食管理—PDCAサイクルの実践—，
　　　p.94-95より抜粋，建帛社（2015）

表Ⅷ-15　保育所における給与栄養目標量（例）

		エネル ギー (kcal)	たんぱ く質 (g)	脂質 (g)	炭水 化物 (g)	カルシ ウム (mg)	鉄 (mg)	ビタミン				食物 繊維 (g)	食塩 相当量 (g)
								A (μgRAE)	B₁ (mg)	B₂ (mg)	C (mg)		
1〜2歳児*1	食事摂取基準（A） （1日当たり）	950	13〜20%E	20〜30%E	50〜65%E	450	4.5	400	0.51	0.57	40	8.0*3	3.0未満
	昼食＋おやつの比率 （＝B%）	50	50	50	50	50	50	50	50	50	50	50	50
	給与栄養目標量 （C＝A×B/100）	475	16.3〜25.0	11.1〜16.7	62.5〜81.3	225	2.3	200	0.26	0.29	20	4.0	1.5未満
	給与栄養目標量 （Cを丸めた値）	500	16〜25	11〜17	63〜81	225	2.3	200	0.27	0.30	20	4.0	1.5未満
3〜5歳児*2	食事摂取基準（A） （1日当たり）	1,300	13〜20%E	20〜30%E	50〜65%E	600	5.5	500	0.70	0.78	50	8 以上	3.5未満
	昼食＋おやつの比率 （＝B%）	45	45	45	45	45	45	45	45	45	45	45	45
	昼食＋おやつからの 給与栄養目標量 （C＝A×B/100）	585	19.0〜29.3	13.0〜19.5	73.1〜95.1	270	2.5	225	0.32	0.35	23	3.6 以上	1.6未満
	家庭から持参する米飯 （110）gの栄養量（D）	172	2.2	0.2	41.9	3	0.1	0	0.02	0.01	0	1.7	0
	給与栄養目標量 （E＝C−D）	413	16.8〜27.1	12.8〜19.3	31.2〜53.2	267	2.4	225	0.30	0.34	23	1.9 以上	1.6未満
	給与栄養目標量 （Eを丸めた値）	420	17〜27	13〜19	31〜53	270	2.4	225	0.30	0.34	23	2 以上	1.6未満

*1 主食・副食とも施設で提供：たんぱく質，脂質，炭水化物は，%エネルギーとして幅を考える。昼食は1日全体
　の35%，おやつは1日全体の15%を目安とする。
*2 主食を自宅から持参：たんぱく質，脂質，炭水化物は，%エネルギーとして幅を考える。昼食は1日全体の35%，
　おやつは1日全体の10%を目安とする。家庭から持参する主食の量は，実際に持参する量を参考にしながら望ま
　しい量として設定する。
*3 「日本人の食事摂取基準（2020年版）」では，3歳未満の小児については目標量を算定する根拠が乏しく，設定さ
　れていないが，極端に少ない摂取量を避けるため，無理のない範囲で設定する。
出典）佐々木ルリ子／由田克士・石田裕美編：食事摂取基準による栄養管理・給食管理—PDCAサイクルの実践—，
　　　p.94-95を一部改変，建帛社（2015）

3）授乳・離乳の進め方

「授乳・離乳の支援ガイド」（厚生労働省，2019年3月）に基づいて行う。

(6) 給食の評価・改善

1）子どもの食べ方の確認

子どもの食べ方の傾向や特徴を把握し，変化を観察する。

① 提供した料理の固さ・大きさ・形態・量などが適切であったか，評価する。

② 食事の摂取量を把握する。料理区分（主食・主菜・副菜・汁物・おやつなど）ごとに，個別の配食量・おかわり量・残した量から，実際に食べた量をおおまかに数値として把握し，おおよその摂取量を推定する（表Ⅷ-16）。

③ 個別のおおよそのエネルギー・栄養素摂取量，食品群別摂取量を把握する。

④ 必要に応じて一人ひとりの1か月間の平均摂取量を把握し，評価する。

2）子どもの成長の確認

子どもの成長は，他職種と連携し，個人ごとに確認する。

① 定期的（月1回）に身長・体重を把握し，カウプ指数や成長曲線により確認する（図Ⅷ-2）。

② 継続的に成長曲線の観察を行って，カーブの変化を評価し，急激な体重変化に留意する。

③ 肥満・やせが気になる場合は，他職種および家庭と連携して継続的な指導・支援を行う。

④ 生活状況などに関連する情報を収集する。

3）給食の評価と改善

提供した食事は，次のように確認・改善を行い，新たな目標を立て，より質の高い食事の提供へつなげる。

① 給与栄養量と，設定した給与栄養目標量の基準を，定期的に確認する。

② 食事計画や給与栄養量，献立作成基準，品質基準等の見直しを，必要に応じて行う。

(7) 給食を活用した食育活動

「保育所における食育に関する指針」（平成16年3月29日雇児保発第0329001号）においては，「保育所保育指針」の保育の目標を，食育の観点から具体的に5つの子どもの姿（①お腹がすくリズムのもてる子ども，②食べたいもの，好きなものが増える子ども，③一緒に食べたい人がいる子ども，④食事づくり，準備に関わる子ども，⑤食べものを話題にする子ども）として示している。

保育所における食事の提供は，このように，子どもが毎日の生活と遊びの中で意欲をもって食にかかわる体験を積み重ね，食べることを楽しみ，大人や仲間などの人々とのかかわりを通して楽しみ合うことができる，生きた食育活動である。

1）給食を活用した食育活動の考え方

食育は，保育目標と給食目標に合わせて，子どもの食生活状況や各施設の状況を考慮しながら，保育計画と連動した食育計画において長期目標と短期目標を設定する。設定した食育計画の目標に沿って，詳細な指導計画（食育の実施期間・回数・教材・指導者等について）を作成し，実施後，それ

表Ⅷ-16　保育所給食における子どもの食事摂取状況一覧表（ワークシート4.2）

○調査日：20XX年11月15日（火曜日）　　　　　○調査対象：クラス（ぱんだ組）　　　　　（g）

氏名	主食（ごはん）				主菜（鮭のレモン煮）				副菜（マカロニサラダ）				汁物（たまねぎとえのきだけのスープ）				果物（バナナ）				午前・午後おやつ（牛乳, 野菜蒸しパン）				備考
	提供量（持参量）	おかわり量	残菜量	喫食量	提供量	おかわり量	残菜量	喫食量	提供量	おかわり量	残菜量	喫食量	提供量	おかわり量	残菜量	喫食量	提供量	おかわり量	残菜量	喫食量	提供量	おかわり量	残菜量	喫食量	
YS	100	0	10	90	40	0	0	40	50	20	0	70	150	0	30（汁）	120	70	0	0	70	206 30	0	100 30	106 0	
AK	100	0	0	100	40	20	0	60	50	0	0	50	150	0	20	130	70	0	0	70	206 30	0	0	206 30	
KS	100	0	15	85	40	0	0	40	50	0	10	40	150	0	0	150	70	0	0	70	206 30	0	0	206 30	

ぞれの段階において評価を行う。

　給食を活用した食育活動には，①日々の食事や日常生活の中で食について考え実践を積み重ねていくもの，②調理体験や野菜の収穫など行事等を通して行うものがある。すなわち，行事のみでなく，日常の食事が食育である。食を通してどのような体験を積み重ねることが大切か，どのような食にかかわる体験によって何を育てたいかという視点で考えることが重要である。

2）食育活動の例

① 日々の食事や日常生活の中で行う食育活動

①　**食事の提供**：給食という実体験が食育である。

　・発育・発達状況に応じてその発育・発達を促すことができ，食べることが楽しい，食べたいという意欲がもてる食事内容とする。

　・必要な栄養量を満たすとともに，多様な食品・料理を組み合わせて提供する。

　・季節感（旬）や地域の産物，郷土料理などの食文化に触れる機会を増やす。

　・食具・食器の種類，食事環境・食事スタイルなどの工夫をする。

　・友達との共食によって連帯感を強め，食事のマナー等を学ぶ。

②　**情報の提供・収集**

　・日々の保育活動において，食品や食事と成長や健康との関連について指導する（紙芝居，絵本，ぬり絵，食品絵カード，エプロンシアター，パネルシアター等の教材）。

　・子どもや保護者等に，給食の献立・内容（食事の量や彩り，調理方法等）や，食に関する情報提供を行う（給食だよりの発行，献立ボードの掲示，給食のサンプルや写真の展示）。

　・家庭へ，子どもの摂取状況を報告する（保育所の掲示物，連絡ノートなど）。

　・子どもの起床・就寝時刻，食事時間なども含めた生活全般を把握する（連絡ノートなど）。

② 行事等を通して行う食育活動

①　調理や野菜の栽培・収穫の体験。

②　給食を含めた保育参観，給食やおやつの試食会，保護者の参加による料理教室，離乳食相談。

3　学校給食

　実習では，単独調理場方式の小学校給食を想定し，学童期の子どもの特性を理解し，学級単位の配食方法を踏まえ，適切な栄養管理の実施のための食事サービスの方法を習得する。学校給食法に基づく給食運営のあり方や食材選択など，学校給食施設の管理栄養士に求められる技能を理解する。なお，本節ではC小学校の給食を例に解説する。

(1) 学校給食の目的

　学校給食は学校教育の中に位置づき，学校給食法に基づいて運営される。児童生徒の心身の健全な発達を目指し，食に関する正しい理解と適切な判断力を養うことができるよう支援していくことを目的としている。

　文部科学省から「学校給食摂取基準」が示されているが，各学校においては，「日本人の食事摂取基準」の考え方を踏まえ，児童生徒の身体状況，生活活動等を定期的に把握し，それに基づいた栄養管理を行う。

(2) 施設の特徴

　施設の種類（公立・私立，小学校・中学校など），児童生徒の数や状況，さらに公立の場合の設置市町村の方針，所在地や周辺地域などについて把握する（表Ⅷ-17）。

(3) 給食の想定条件

　C小学校の例を，表Ⅷ-18に示す。なお，給食費は，材料費のみが受益者負担となっており，その額は学校給食を設置する自治体により異なる。

(4) 対象者の特性の把握（アセスメント）

　児童生徒の年齢，性，身長・体重等の基本的な情報を把握する。

1) 人員構成

　学校給食では，食缶などに配食された料理を，各学級の給食当番が食器に盛り付ける方法が一般的なため，学年・学級ごとの人員構成表が必要となる（表Ⅷ-19）。「学校給食摂取基準」では男女比が1：1で算定されているが，実態（体格，給食摂取状況など）に合わせてその比率を考慮する。

2) 身体状況

　身長・体重は，既存データを活用し，定期的に把握する。身体状況の変化に合わせて，給与栄養目標量を定期的に見直す必要がある。

　児童生徒個々の体格は，学校保健統計調査方式による肥満度判定方法で評価する[1]。肥満度の分布から，標準範囲にある者，やせ傾向および肥満傾向の者の割合を把握しておく（図Ⅷ-3）。

　①肥満度＝〔実測体重（kg）－身長別標準体重*（kg）〕/身長別標準体重（kg）×100（%）

表Ⅷ-17　施設の特徴（帳票No.1）

施設の種類	K市立C小学校
学級数 児童数 教職員数	17学級（1～5年生：各々3学級，6年生：2学級） 560名 40名（栄養教諭1名，調理員5名）
所在地	F県郊外（学区内に，スーパーマーケット，コンビニエンスストアあり）
地域の特徴	2世代同居，共働きの保護者が多い。
児童の実態	・高学年に朝食の欠食者がみられる（欠食をする児童：5・6年生に6％）。 ・肥満傾向児の出現率が全国より高い。 ・食物アレルギーを有する児童がいる。 ・高学年ではスポーツ活動を行う者が多数いる。

表Ⅷ-18　実習の想定条件：学校給食（ワークシート2.3）

条件項目	例
対象者	小学校高学年（5・6年生）
給食の目標	何でも食べてじょうぶな体をつくろう
食　数	200食
調理方式	単独校方式
提供方法	各学級分の給食をワゴンにセットし，各階の配膳室に配膳
食事区分	昼食
献立作成者	栄養教諭が中心となり，献立作成委員会で決定
献立作成条件	米飯週3回（月・水・金），パン週1.5回，ソフト麺0.5回
使用食材	地場産物の活用促進
提供時間	12：15～13：00（45分間：準備・食事・後片付け）
給食費	280円/食（材料費のみ）
施設・設備	食器：PEN樹脂（ポリエチレンナフタレート）飯碗，汁椀，仕切り皿，カレー皿，どんぶり，箸，スプーン
喫食場所	教室および一部ランチルーム
実習生 （給食従事者）	栄養教諭（県費職員）担当　1人 調理員（委託会社職員）担当　5人
経営形態	調理民間委託方式

＊身長別標準体重＝a×実測身長（cm）－b　　　　　　（a，bは，標準体重を求める係数）

②評価：やせ傾向　肥満度－20％以下（軽度やせ；－30％超－20％以下，　高度やせ；－30％以下）

普　　通　肥満度－20％超＋20％未満

肥満傾向　肥満度＋20％以上（軽度肥満；20％以上30％未満，　中等度肥満；30％以上50％未満，　高度肥満；50％以上）

表Ⅷ-19　学校給食の人員構成表（帳票No.1）

（人）

学級	1年生（6歳）		5年生（10歳）		6年生（11歳）		教職員
	男子	女子	男子	女子	男子	女子	
1組	15	15	20	20	20	20	
2組	15	15	20	20	20	20	
3組	15	15	20	20			
学年男女別計	45	45	60	60	40	40	40
学年計	90		120		80		
区分計	180		200				
小計			560				
合計			600				

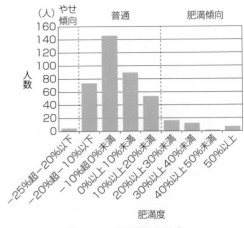

図Ⅷ-3　肥満度の分布

3）身体活動レベル

　児童生徒個々の身体活動レベルは，通学方法，部活動等，学校および学校以外の活動内容によって異なり，正確に求めることは容易ではない。「学校給食摂取基準」では，「日本人の食事摂取基準（2020年版）」に示されている，年齢階級別にみた身体活動レベルの群分けより，レベルⅡ（ふつう）を用いて算定している。

4）食事摂取状況（栄養素等摂取量）

　給食からの摂取量と，給食を含めたすべての食事の摂取量を把握し，1日の摂取量に対し給食からどのくらい摂取しているのかを検討することが望ましい。食事調査の実施が困難な場合は，一部の集団についてのみ調査する。あるいは，他の類似集団の食事状況調査の結果データ[2]を参考にする。

（5）栄養・食事計画，献立計画

1）給与栄養目標量の設定

　アセスメントデータに基づき，給食の給与栄養目標量を次の手順で設定する。なお，本実習では身体活動レベルおよび給与栄養目標量の設定における各栄養素の給与割合は「学校給食摂取基準」に準拠する。

　①直近の身体測定の結果をもとに，1日当たりの推定エネルギー必要量を求める。給食での給与割合は，「学校給食摂取基準」に準拠して33%とする。

　　　　給食の推定エネルギー必要量＝1日当たりの推定エネルギー必要量*（kcal/日）×33%

　　　　　*1日当たりの推定エネルギー必要量＝ 基礎代謝量 （kcal/日）×身体活動レベル＋エネルギー蓄積量（kcal/日）

　　　　　基礎代謝量＝ 基礎代謝基準値 （kcal/kg体重/日）×体重（標準体重）

　　　　　（身体活動レベルは，「学校給食摂取基準」準拠。エネルギー蓄積量，基礎代謝基準値は，「日本人の食事摂取基準」参照）

表Ⅷ-20　学校給食の推定エネルギー必要量算出表（１日当たりの33％）（ワークシート5.1）

(kcal)

算出日	学年		人数（人）		平均値		中央値		最小値		最大値	
			男子	女子	男子	女子	男子	女子	男子	女子	男子	女子
4月	5年生	男女別	60	60	724	685	748	686	498	548	815	865
		計	120		704		719		498		865	
	6年生	男女別	40	40	821	761	809	768	524	540	1,151	984
		計	80		791		790		524		1,151	
9月	5年生	男女別	60	60	757	724	771	743	539	586	878	910
		計	120		740		753		539		910	
	6年生	男女別	40	40	882	794	855	797	570	557	1,195	996
		計	80		838		838		557		1,195	

　　例）11歳男児，身長145.2cmの場合

　　　標準体重＝a（0.782）×実測身長（145.2cm）－b（75.106）＝38.44（38kg）

　　　１日当たりの推定エネルギー必要量＝37.4kcal×38kg×1.65＋40（kcal/日）≒2,385kcal

　　　給食の推定エネルギー必要量＝2,385kcal÷3＝795kcal

②上記①より算出された値の分布を，学年または年齢区分別に確認する。男女別に平均値，中央値，最小値，最大値も確認し（表Ⅷ-20），その年齢区分にある最も多くの者に対応できる値を給与目標量に設定する（表Ⅷ-21）。

③設定した値について，これまでの児童生徒の給食の摂取量，体格の分布から，その妥当性を確認する（表Ⅷ-22）。

2）献立作成基準の設定

施設ごとに，下記の①〜⑤などの献立作成条件に留意し，献立作成基準を設定する。

①献立作成の期間や主材料の提供頻度（米飯３回/週，パン・麺各１回/週など）

②食事パターン（主食，主菜，副菜，汁物など）と食器の種類

③基本献立となる対象学年の設定とそれ以外の学年の展開方法（中学年を１とし，低学年0.8倍，高学年1.2倍など）

④学校給食における食品構成（p.131のコラム参照）

⑤１食当たりの単価

3）献立計画の立案

食に関する指導の年間計画と関連させながら，食事が「生きた教材」となるよう配慮する。

①施設の特徴（表Ⅷ-17），給食の条件（表Ⅷ-18）を参考に，５日分の期間献立計画を立てる（帳票No.4）。

②給与栄養目標量（表Ⅷ-21），献立作成基準をもとに，予定献立を立てる（帳票No.5）。

③作成した予定献立表より，家庭配付用献立表を作成する。

表Ⅷ-21　学校給食の給与栄養目標量算定表（ワークシート5.2）

エネルギー・栄養素	指標	算出結果[1]／食事摂取基準（2020年版）[2]（1日当たり）		学校給食摂取基準（10〜11歳）		給与栄養目標量
		5年生（11歳）	6年生（12歳）	給与割合	基準値	
エネルギー（kcal）	推定エネルギー必要量	[1]	[1]	1/3	780	
たんぱく質　　（g）	目標量	（%E）[2]	（%E）[2]	13〜20%		
脂質　　　　　（g）	目標量	（%E）[2]	（%E）[2]	20〜30%		
食塩相当量　　（g）	目標量			1/3未満	2未満	
カルシウム　（mg）	推奨量			50%	360	
マグネシウム（mg）	推奨量			1/3程度	70	
鉄　　　　　（mg）	推奨量			40%	3.5	
ビタミンA（μgRAE）	推奨量			40%	240	
ビタミンB$_1$（mg）	推奨量			40%	0.5	
ビタミンB$_2$（mg）	推奨量			40%	0.5	
ビタミンC（mg）	推奨量			1/3	30	
食物繊維　　　（g）	目標量			40%以上	5以上	
亜鉛　　　　（mg）	推奨量			1/3	2	

[1] 表Ⅷ-20より算出
[2] %Eは，エネルギー産生栄養素比率（%エネルギー）

表Ⅷ-22　児童生徒の体格の評価と対応（ワークシート3.5）

判　定		肥満度	体格の分布（人）	対　応
やせ傾向	高度やせ	−30%以下		
	軽度やせ	−30%超−20%以下		
普　通		−20%超＋20%未満		
肥満傾向	軽度肥満	20%以上30%未満		
	中等度肥満	30%以上50%未満		
	高度肥満	50%以上		

　なお，学校給食の食事内容については，学校給食の実施基準の通知[3] の「3　学校給食の食事内容の充実等について」において，留意する点が示されている。

表Ⅷ-23　対象者の年齢区分別食材発注換算係数（例）

	6〜7歳 （1・2年生）	8〜9歳 （3・4年生）	10〜11歳 （5・6年生）	教職員	計
実人数	180	180	200	40	600
換算係数	0.9	1	1.1	1.1	
換算人数	162	180	220	44	606

（6）生産計画

1）食材計画

　予定献立表（帳票No.5）に基づき，使用食材ごとの総使用量を算出して食材日計表（帳票No.7-1）を作成し，これをもとに食材発注書（帳票No.8）を作成する。なお，学校給食では年齢区分の異なる複数の集団を扱うため，発注量の計算には，年齢区分に比例した食材発注換算係数を実人数に乗じて求めた換算人数を用いる場合もある（表Ⅷ-23）。

2）作業計画

　学校給食衛生管理基準[4]を遵守し，献立ごとに，調理作業の手順，時間および担当者を示した調理作業工程表，ならびに食品の動線を示した作業動線図[5]を作成する。また，調理作業工程表および作業動線図を作業前に確認し，作業に当たる。

コラム

学校給食における食品構成

　学校給食に使用する食品の構成については，「学校給食実施基準の一部改正について」（文部科学省初等中等教育局長通知　令和3年2月12日）（以下，実施基準の通知）の「2　学校給食における食品構成について」において，次の点に留意することとされている。

○学校給食摂取基準を踏まえ，多様な食品を適切に組み合わせて，児童生徒が各栄養素をバランス良く摂取しつつ，様々な食に触れることができるようにすること。また，これらを活用した食に関する指導や食事内容の充実を図ること。

※多様な食品とは，食品群であれば，例えば，穀類，野菜類，豆類，果実類，きのこ類，藻類，魚介類，肉類，卵類及び乳類などであり，また，食品名であれば，例えば穀類については，精白米，食パン，コッペパン，うどん，中華めんなどである。

○各地域の実情や家庭における食生活の実態把握の上，日本型食生活の実践，我が国の伝統的な食文化の継承について十分配慮すること。

○「食事状況調査」の結果によれば，学校給食のない日はカルシウム不足が顕著であり，カルシウム摂取に効果的である牛乳等についての使用に配慮すること。なお，家庭の食事においてカルシウムの摂取が不足している地域にあっては，積極的に牛乳，調理用牛乳，乳製品，小魚等についての使用に配慮すること。

（亀田）

(7) 食事の提供

でき上がり量，味の濃度などの品質管理を行い，食事を提供する。検食で適合品質を確認する。

1) 食事摂取量や食べ方の観察

個々の児童生徒の摂取量や食べ方（食べる速さ等）を観察し，傾向や特徴を把握する。習慣的な摂取量が極端に少ない者・多い者を特定し，個別に対応する。

2) 指導体制の整備（教職員間の共通理解）

給食指導の体制を整備し，教職員間の共通理解を前提として行う。配食方法，おかわりや食べ残しに対する指導について，学校としての基本方針を給食主任等と確認し，学級担任の協力が得られるようにする。

(8) 給食の評価・改善

一定期間（1週間程度）ごとに，給与栄養量や残食量などから，給与栄養目標量が適切な範囲であったか評価する。また，定期的に身体状況を把握して推定エネルギー必要量を算出し，児童生徒の成長に合わせて給与栄養目標量を見直していく。

1) 摂取量の評価

提供した給食が，個々の児童生徒にどの程度摂取されているのかを評価するために，摂取量調査を行う。実施例を下記に示す。

① 各料理のでき上がり100g当たりの栄養成分表の作成

①調理前，料理ごとに全食材の総重量を計量する（表Ⅷ-24）。なお，廃棄部分のある食材の重量は，廃棄量を測定して純使用量を求めるか，純使用量を計量する。

②上記①の重量（水・調味料も含む）から，料理ごとに食品成分表を用いて，栄養計算を行う（表Ⅷ-24）。

③調理後，料理別に①の食材のでき上がり総重量を計量する（表Ⅷ-24）。

④料理別の100g当たりの平均栄養素等量を，次式から算出する。

100g当たりの平均栄養素等量＝〔栄養計算で求めた栄養素等量（②）／でき上がり総重量（③）〕×100

⑤提供する料理すべての100g当たりの栄養成分表を作成する（表Ⅷ-25）。

> **コラム**
>
> ## 学校給食における食物アレルギー対応
>
> 食物アレルギー等のある児童生徒に対しては，校内において校長，学級担任，栄養教諭，学校栄養職員，養護教諭，学校医等による指導体制を整備し，保護者や主治医との連携を図りつつ，可能な限り，個々の児童生徒の状況に応じた対応に努めること。なお，実施に当たっては，公益財団法人日本学校保健会で取りまとめられた「学校生活管理指導表（アレルギー疾患用）」および「学校のアレルギー疾患に対する取り組みガイドライン」，並びに文部科学省が作成した「学校給食における食物アレルギー対応指針」を参考とすること。
>
> (亀田)

表Ⅷ-24　学校給食の料理別100g当たりの平均栄養成分算出表（エネルギーの例）（ワークシート6.1）

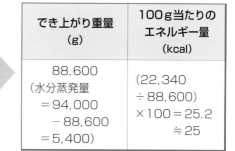

料理名	使用材料	重量（g）	エネルギー（kcal）
みそ汁	じゃがいも	10,800	6,372
	えのきたけ	3,700	1,360
	油揚げ	2,000	7,540
	わかめ（塩抜き生）	4,400	572
	みそ（淡色辛みそ）	2,800	5,096
	かつおだし汁	70,000	1,400
	合計	94,000	22,340

でき上がり重量（g）	100g当たりのエネルギー量（kcal）
88,600（水分蒸発量＝94,000－88,600＝5,400）	（22,340÷88,600）×100＝25.2≒25

表Ⅷ-25　学校給食の料理別100g当たりの平均栄養成分表（ワークシート6.2）

料理名	エネルギー（kcal）	たんぱく質（g）	脂質（g）	ナトリウム（mg）	カルシウム（mg）	マグネシウム（mg）	鉄（mg）
ごはん	156	2.5	0.3	1	3	7	0.1
主菜A	329	17.4	23	375	14	23	1.1
副菜B	132	3.4	7.8	423	13	17	0.5
みそ汁	25	1.1	1	186	15	13	0.3
牛乳	61	3.3	3.8	41	110	10	0.02

表Ⅷ-26　学校給食における児童生徒の食事および栄養素等摂取量一覧表（エネルギーの例）（ワークシート4.3）

対象者番号	食事摂取量（g）					エネルギー摂取量（kcal）						推定エネルギー必要量×33%（kcal）
	ごはん	主菜A	副菜B	みそ汁	牛乳	ごはん	主菜A	副菜B	みそ汁	牛乳	1食計	
3101	202	117	76	215	206	315	385	100	54	126	980	986
3102	160	55	0	194	206	250	181	0	49	126	605	605
3103	306	75	54	194	206	477	247	71	49	126	970	1,002
3104	227	73	60	187	206	354	240	79	47	126	846	873
3105	250	118	78	307	206	390	388	103	77	126	1,084	1,096

注）対象者3101のみそ汁からのエネルギー摂取量＝（215g/100）×25kcal*≒54kcal
　　*表Ⅷ-25より

2　食事摂取量の算出

　各児童生徒の食事摂取量を，料理別に次式から算出し，一覧表を作成する（表Ⅷ-26）。

　　　　食事摂取量＝摂取前重量（盛り付け量）－残食量

表Ⅷ-27　学校給食の食事摂取量調査表（ワークシート4.4）

○調査日：　　年　月　日　　　　○調査者：　　年　組　氏名

料理名	①盛り付け量（食器も含む）(g)	②食べ終わり量(g)	③食器の重さ(g)	食べた量（①-②）(g)
ごはん	450	200	200	250
主菜A			110	
副菜B			110	
みそ汁			210	
牛乳	211	5	5	206

　なお，児童が計量する場合は，ワークシートを準備する（表Ⅷ-27）。計量は困難な場合が多いため，目測で評価する。おかわりをした場合に，それを加えることを忘れないように注意する。1人分の盛り付け量にばらつきが多い場合も，評価に注意が必要である。

3 **栄養素等摂取量の算出**

　各児童生徒の栄養素等摂取量を，各料理別に次式から算出する（表Ⅷ-26）。

　　　　栄養素等摂取量＝〔食事摂取量（2）／100〕×100 g当たりの平均栄養素等量（1）

4 **評　　価**

　各児童生徒に対して，適切な範囲で提供できたか評価する。

2）給与エネルギー目標量の見直し

　成長期にある児童生徒の身体状況は変化していくため，それに合わせて給与エネルギー目標量を定期的に見直す。

　①直近のアセスメントデータを参考に，給与エネルギー目標量（表Ⅷ-21）の見直しを行う。

　②推定エネルギー必要量（表Ⅷ-20），肥満度の分布（表Ⅷ-22）より，標準の範囲から外れる児童生徒の割合を求める。

　表Ⅷ-28は，給食センターの各受配校で行われる，年3回（4月，9月，1月）の身体測定の結果をもとに算出した例である。各年齢で推定エネルギー必要量が，4月→9月→1月へと多くなっていくことが確認できる。図Ⅷ-4は，小学生中学年（8～9歳）の推定エネルギー必要量の33％値の分布を示したものであるが，9月の中央値は，4月と比較して高い値へ移動していることが確認できる。この給食センターでは，これらを参考に，給与エネルギー目標量の見直しや，主食量の検討を学期ごとに行っている。

表Ⅷ-28　給食センターの年齢区分別推定エネルギー必要量の33%値（例）

(kcal)

年齢区分	4月		9月		1月	
	平均値	中央値	平均値	中央値	平均値	中央値
小学生低学年（6〜7歳）	519	513	551	540	577	564
小学生中学年（8〜9歳）	636	628	668	661	694	690
小学生高学年（10〜11歳）	743	733	784	775	817	807
中学生（12〜15歳）	829	821	857	845	879	865

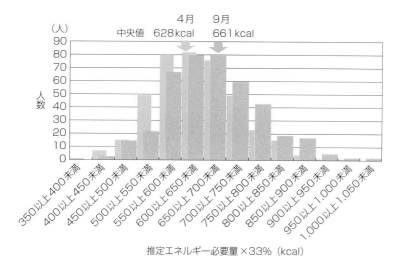

図Ⅷ-4　給食センターにおける推定エネルギー必要量の33%値の分布
（小学生中学年，4・9月の例）

◁引用文献▷

1 ）文部科学省スポーツ・青少年局学校健康教育課監修：児童生徒の健康診断マニュアル（平成27年度改訂），（公財）日本学校保健会

2 ）文部科学省：学校給食摂取基準の策定について（報告），学校給食における児童生徒の食事摂取基準策定に関する調査研究協力者会議（令和2年12月）
https://www.mext.go.jp/content/20210212-mxt_kenshoku-100003357_3.pdf

3 ）文部科学省：学校給食実施基準の一部改正について（通知），2 文科初第1684号，文部科学省・初等中等教育局長通知（令和3年2月12日）

4 ）文部科学省：学校給食衛生管理基準の施行について，21文科ス第6010号，文部科学省スポーツ・青少年局長通知（平成21年4月1日）
http://www.mext.go.jp/b_menu/hakusho/nc/1283821.htm

5 ）（独）日本スポーツ振興センター：学校給食における食中毒防止Q&A　Q7. 作業動線図作成のためのポイント（2009）
http://www.jpnsport.go.jp/anzen/anzen_school/tabid/877/Default.aspx

4 高齢者施設給食

　実習では，施設に入所する高齢者の身体状況や摂食機能を考慮した食事の特徴，およびその食事の大量調理における品質管理，配食サービスの方法を習得する。介護保険制度に基づく給食運営のあり方，食種および食数の管理など，管理栄養士に求められる技能を理解する。なお，本節ではD介護老人保健施設の給食を例に解説する。

(1) 高齢者施設給食の目的
　高齢者施設は，生活の場，あるいは家庭復帰のためのリハビリの場と，その設置目的の違いにより対応が多少異なる。しかし，どちらにしても給食の目的は，高齢者のQOLの向上を目標とした，適切な栄養管理を行うことである。

(2) 施設の特徴
　施設の種類や周辺地域などについて把握する（表Ⅷ-29）。
　高齢者施設では，個別対応が必要な食事がある。その種類や数，さらに配膳方式（中央配膳，食堂配膳等），あるいは施設設備によって，給食従事者数に変動がある。

(3) 給食の想定条件
　D老人保健施設の例を，表Ⅷ-30に示す。

(4) 対象者の特性の把握（アセスメント）
　高齢者施設の入居者には，要介護状態の人々が多く，個人差が大きい。したがって，個々人の状態を把握する必要がある。介護保険法における栄養ケア・マネジメントのアセスメント内容は，表Ⅷ-31のとおりである。なお，要介護状態の人々は，厳密には「日本人の食事摂取基準（2020年版）」の対象から外れるが，給食施設の栄養・食事管理においては同基準を活用する。
　D介護老人保健施設のアセスメント結果は次のとおりであった。

1) 身体状況
　①味覚，咀嚼・嚥下機能，消化・吸収能力の低下がみられ，個人差が大きい。
　②糖尿病，脳血管障害，認知症などの疾病を有する者が多い。
　③BMIが21.5未満の者が男女ともに多く，低栄養傾向の者がみられる。

2) 食事摂取状況
　①ミキサー食のように過容量になりがちな食事では，必要量を提供できない可能性もある。提供重量当たりの栄養素密度の高い食材選択，料理選択が重要となる。しかし，BMIが21.5未満の者が多いことから，摂取状況をアセスメントし，エネルギー提供量および提供方法の見直しが必要である（図Ⅷ-5）。

表Ⅷ-29　施設の特徴（帳票No.1）

施設の種類	Ｄ介護老人保健施設
所在地	Ｙ県郊外
周辺地域の特徴	・施設は比較的人里離れた場所にある。 ・周辺にスーパーマーケット等の商業施設はなく，入居者は週に２回の移動販売車による買い物をしている。

表Ⅷ-30　実習の想定条件：高齢者施設給食（ワークシート2.4）

条件項目	例
対象者	介護老人保健施設入居者
給食の目標	高齢者の低栄養・褥瘡の予防と改善，QOLの向上および楽しみや生きがいに寄与する
提供食数	100食
調理・提供システム	コンベンショナルシステム，クックサーブ（配膳車，第三者による配膳）
食事区分	昼食
献　立	常食（個別の対応食について検討）
提供時間	12：00〜13：00
給食費	食材費：260円 労務費（調理費）：200円
施設・設備	調理機器：スチームコンベクションオーブン，フードプロセッサーなど 食器：メラミン食器（料理によっては陶器も使用）
食事環境	食堂の広さは2.0m²以上／人，BGM等で落ち着い環境
実習生 （給食従事者）	・常勤３人（管理栄養士担当１人，調理員担当２人） ・非常勤１人（調理員担当：9：00〜13：00）

**表Ⅷ-31　介護保険法における栄養ケア・マネジメントの
アセスメント内容**

・家族構成	・生活・身体機能
・身体状況・栄養状態	・身体計測
・食事や栄養補給に関する利用者及び家族の意向	・臨床検査
・主観的健康感・意欲	・経口摂取量
・食事の提供のための必要事項 （嗜好，療養食の指示，食事形態など）	・経腸・静脈栄養補給量
・栄養ケアの課題	・栄養補給量の算定　など

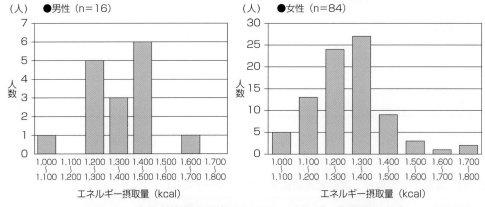

図Ⅷ-5　高齢者施設入居者におけるエネルギー摂取量の分布

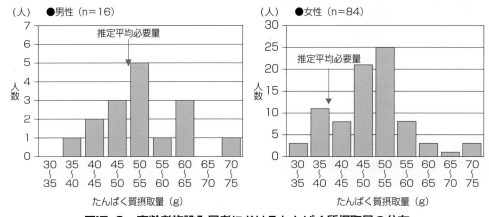

図Ⅷ-6　高齢者施設入居者におけるたんぱく質摂取量の分布

②たんぱく質の摂取量は，「日本人の食事摂取基準（2020年版）」の推定平均必要量未満の者の割合を確認し（図Ⅷ-6），身体状況と合わせて施設の提供量の適否を評価する。

3）人員構成

高齢者では，身体機能の個人差が大きいことから，アセスメント結果を集計して（表Ⅷ-32），身体活動レベル別に人員構成表を作成する（表Ⅷ-33）。

(5) 栄養・食事計画，献立計画

栄養管理のポイントは，栄養ケア・マネジメントにおけるアセスメントを踏まえた入居者一人ひとりに適切な食事を提供することである。

1）給与栄養目標量の設定

①個々人の給与栄養目標量を集約した，施設の1日当たりの給与栄養目標量を設定する。給与栄養目標量の集団としての分布および摂取量の分布を確認し，目標量の設定が複数必要か否かを判断する。

表Ⅷ-32　高齢者施設入居者の身体状況一覧表（ワークシート3.6）

対象者 No.	性別	年齢（歳）	身長(cm)	体重（kg）	BMI	身体活動レベル*
1	男	89	155	54	22.5	1.3
2	男	73	156	42	17.3	1.2
3	男	83	144	54	26.0	1.2
4	男	70	161	54	20.8	1.4
5	男	81	170	56	19.4	1.2
96	女	75	145	51	24.3	1.2
97	女	86	139	47	24.3	1.3
98	女	91	135	33	18.1	1.3
99	女	90	160	57	22.3	1.2
100	女	93	140	43	22.0	1.2

*病院の身体活動レベルを用いた。

表Ⅷ-33　高齢者施設の人員構成表（帳票No.1）　　　　　　　　　（人）

年齢階級（歳）	身体活動レベル*／性					
	ベッド上安静（1.2）		ベッド外活動（1.3）		リハビリテーション中（1.4）	
	男性	女性	男性	女性	男性	女性
65～69	1			1	1	3
70～79	3	6	3	8	3	4
80～89	1	15	2	23	1	6
90～		9	1	8		1
小計	5	30	6	40	5	14
合計	100					

*病院の身体活動レベルを用いた。

　②摂食機能（嚥下や咀嚼機能）に応じた食事形態を設定する。実習では，常食を想定する。

　③食事回数を決定し（朝食・昼食・間食・夕食），食事区分ごとの給与栄養目標量を設定する。

2）献立作成基準の設定と献立作成

　①食事区分ごとの食事パターンを決定する。

　②期間献立として食事区分ごとに，主食のパターン，主菜の主材料・調理方法・様式などを決定する。同時に，食品群別の1回当たりの使用量や提供頻度などを検討する。

　③期間献立の中で，行事食の実施を検討する。

　④献立を作成する。その際，次のことに留意する。

・味付け（調味割合），でき上がりのテクスチャーなど，料理の品質基準を明確にして，それに応じた調味割合，水分量，食材の廃棄部分等を検討する。
・食品選択（骨抜きの魚など），大きさ（切り方）を考慮する。
・配膳車等の使用を考慮し，料理の提供温度帯（温菜・冷菜やその組み合わせ）を検討する。
・実習は常食とするが，異なる形態（軟食，流動食など）への展開も可能かどうかについて検討する。

（6）給食の評価・改善

　個別の摂取量を調査し，適正な摂取がされているかどうか，評価する。摂取量の調査は多くの場合，提供量と食べ残し量を目測し，提供量から食べ残し量を差し引いて求める方法が多くとられている。

　個別の摂取状況から，施設全体の給食としての品質を合わせて評価し，施設の給与栄養目標量の見直し，品質上の課題を明らかにして献立の改善に役立てる。

コラム
介護保険施設の食費の自己負担

　介護保険施設への入所，短期入所（ショートステイ）サービスを利用する場合，食費，居住費（滞在費）は介護保険の給付の対象外であるため，利用者負担となる。その額は，施設と利用者との契約で決められるが，国は食事に要する平均的な費用の額を勘案して，基準費用額として標準的な額を定めている。食費（食材費＋調理費）では，日額1,445円，月額43,350円となっている（2021年8月1日）。

（金光）

5 病院給食

(1) 入院時食事療養

1) 入院時食事療養

　入院期間中の食事の費用は，健康保険から支給され，保険診療を行っている医療機関が，所在する地方社会保険事務局に「入院時食事療養」の届出を行うことにより，翌月の1日から入院時食事療養費を算定することができる[1]。この届出を行った保険医療機関は，毎年7月1日現在で届出書の記載事項について報告を行う。

2) 入院時食事療養（Ⅰ）の届出に当たって留意すべき事項

　入院時食事療養（Ⅰ）の届出に当たっては，「保険医療機関の概要」「食事療養部門の概要」「業務委託の状況」「栄養士等の数」「適時適温の食事の状況」「その他」等，食事療養部門の組織化や栄養管理体制が整っていることが必要となる（表Ⅷ-34）。

表Ⅷ-34　入院時食事療養（Ⅰ）の届出に当たって留意すべき事項

（1）病院である保険医療機関にあっては入院時食事療養及び入院時生活療養の食事の提供たる療養を担当する部門が組織化されており，常勤の管理栄養士又は栄養士が入院時食事療養及び入院時生活療養の食事の提供たる療養部門の責任者となっていること。また，診療所にあっては管理栄養士又は栄養士が入院時食事療養及び入院時生活療養の食事の提供たる療養の指導を行っていること。

（2）入院時食事療養及び入院時生活療養の食事の提供たる療養に関する業務は，質の向上と患者サービスの向上を目指して行われるべきものであるが，当該業務を 保険医療機関が自ら行うほか，保険医療機関の管理者が業務上必要な注意を果たしうるような体制と契約内容により，入院時食事療養及び入院時生活療養の食事の提供たる療養の質が確保される場合には，保険医療機関の最終的責任の下で第三者に委託することができるものである。

（3）一般食を提供している患者の栄養補給量については，患者個々に算定された医師の食事箋又は栄養管理計画による栄養補給量を用いることを原則とするが，これらによらない場合には，推定エネルギー必要量及び栄養素（脂質，たんぱく質，ビタミンA，ビタミンB₁，ビタミンB₂，ビタミンC，カルシウム，鉄，ナトリウム（食塩）及び食物繊維）については，健康増進法（平成14年法律第103号）第16条の2に基づき定められた食事摂取基準の数値を適切に用いるものとすること。なお，患者の体位，病状，身体活動レベル等を考慮すること。また，推定エネルギー必要量は治療方針にそって身体活動レベルや体重の増減等を考慮して適宜増減することが望ましいこと。

（4）患者の病状により，特別食を必要とする患者については，適切な特別食が提供されていること。

（5）当該保険医療機関の療養の実態，当該地域における日常の生活サイクル，患者の希望等を総合的に勘案し，適切な時間に適切な温度の食事が提供されていること。この場合においては，それぞれ患者の病状に応じて必要とする栄養量が与えられていること。

（6）提供食数（日報，月報），食事箋，献立表，患者入退院簿，食料品消費日計表等の入院時食事療養及び入院時生活療養の食事の提供たる療養関係の帳簿が整備されている。ただし，これらの名称及び様式については当該保険医療機関の実情に適したものを採用して差し支えない。なお，関係事務業務の省力化を図るために，食品納入・消費・在庫等に関する諸帳簿は，各保険医療機関の実情を勘案できる限り一本化を図るなどして，簡素合理化に努めること。

（7）栄養管理体制を整備している施設又は栄養管理実施加算を算定している施設（有床診療所に限る。）においては，下記の場合において，各帳簿を必ず備えなくても差し支えない。①患者の入退院等の管理をしており，必要に応じて入退院患者数等の確認ができる場合は，提供食数（日報，月報等），患者入退院簿。②栄養管理体制の基準を満たし，患者ごとに栄養管理を実施している場合は，喫食調査。③特別治療食等により個別に栄養管理を実施している場合は，患者年齢構成表，給与栄養目標量。④食材料等の購入管理を実施し，求めに応じてその内容確認ができる場合は，食料品消費日計表，食品納入，消費，在庫等に関する帳簿。また，（2）の通り，保険医療機関の最終的責任の下で第三者に委託した場合は，保険医療機関が確認する帳簿を定め，①から④までにより必ず備えなくても差し支えないとした帳簿であっても整備すること。

（8）帳簿等については，電子カルテやオーダリングシステム等により電子的に必要な情報が変更履歴等を含め作成し，保存されていれば，紙で保管する必要はない。

（9）適時の食事の提供が行われていること。なお，夕食に関しては病棟で患者に配膳される時間が午後6時以降であること。ただし，当該保険医療機関の施設構造上，厨房から病棟への配膳に時間を要する場合には，午後6時を中心として各病棟で若干のばらつきを生じることはやむを得ない。この場合においても，最初に病棟において患者に夕食が配膳される時間は午後5時30分より後である必要がある。

（10）保温食器等を用いた適温の食事の提供が行われていること。即ち，適温の食事の提供のために，保温・保冷配膳車，保温配膳車，保温トレイ，保温食器，食堂のいずれかを用いており，入院患者全員に適温の食事を提供する体制が整っていること。なお，上記適温の食事を提供する体制を整えず，電子レンジ等で一度冷えた食事を温めた場合は含まないが，検査等により配膳時間に患者に配膳できなかった場合等の対応のため適切に衛生管理がされていた食事を電子レンジ等で温めることは，差し支えない。また，食堂における適温の食事の提供とは，その場で調理を行っているか，又は保温庫等を使用している場合をいう。保温食器は名称・材質の如何を問わず，保温機能を有する食器であれば差し支えない。また，クックチル，クックフリーズ，真空調理（真空パック）法により料理を行う過程において急速冷却し，提供する際に再度加熱する場合は，電子レンジ等で一度冷えた食事を温めた場合にはあたらない。

（11）職員に提供される食事と患者に提供される食事との区分が明確になっていること。なお，患者に提供される食事とそれ以外の食事の提供を同一の組織で行っている場合においては，その帳簿類，出納及び献立盛りつけなどが明確に区別されていること。

（12）入院時食事療養及び入院時生活療養の食事の提供たる療養に伴う衛生管理は，医療法（昭和23年法律第205号）及び同法施行規則（昭和23年厚生省令第50号）の基準並びに食品衛生法（昭和22年法律第233号）に定める基準以上のものである。

（13）障害者施設等入院基本料を算定している病棟又は特殊疾患入院施設管理加算若しくは特殊疾患病棟入院料を算定している病棟については，個々の患者の病状に応じた食事の提供が行われている場合には，必ずしも（8）の要件を満たす必要はないものとする。

出典）令和2年3月5日保医発0305第13号（一部抜粋）

（2）栄養管理の特徴

1）栄養管理方法の種類と特徴

　病院での経口栄養補給方法には，「形態別分類」「疾病別分類」「主成分別分類」がある。その内容と特徴を表Ⅷ-35に示す。

2）栄養補給量の基準

　治療を目的とする病院では，栄養食事療法を行う疾病の「診療ガイドライン」に示されている栄養管理指針を用いる。その際，「診療ガイドライン」に示されていない栄養素の摂取量は，「日本人の食事摂取基準」に準じて算定する[1]。

表Ⅷ-35　経口栄養補給方法の種類と特徴

種　類	内　　容		特　徴
形態別分類	常食，軟食（三分粥食・五分粥食・七分粥食・全粥食），流動食，刻み食，ペースト食（ミキサー食）		食事の硬さにより区分する。
疾病別分類	糖尿食，肥満症食，脂質異常症食，肝臓食，腎臓食，心臓食，高血圧食　など		疾病の特徴を献立に反映させやすい。
主成分別分類	エネルギーコントール食	【適応】肥満，糖尿病，脂質異常症（Ⅳ），痛風，脂肪肝，慢性肝炎，代償性肝硬変，高血圧，心臓病，妊娠高血圧症候群	食事に含まれる主な栄養成分組成の特徴により分類する。主な栄養成分の特徴を疾病に反映させた方法。近年，増えてきている
	たんぱく質コントロール食	【適応】肝不全，非代償性肝硬変，急性腎不全，腎不全（保存期），ネフローゼ症候群，血液透析，糖尿性腎症	
	脂質コントロール食	【適応】低脂肪食：膵炎，胆囊炎，胆石，急性肝炎高脂肪食：脂質異常症（Ⅱa，b）	

3）治療食の種類

1 一般食（一般治療食）

　一般食とは，総エネルギー量や栄養素に対する特別な制限のない食事であり，健常な人とほぼ同程度の食事内容となる。一般食には米飯を主食とする常食，粥を主食とする軟食があり，三分粥（粥3：重湯7），五分粥（粥5：重湯5），七分粥（粥7：重湯3），その他，患者の状態により粥と重湯の割合を調整し供する。また，咀嚼可能な高齢者や歯牙の欠損状況によっては，あえて粥にしなくても，軟らかく炊いた軟飯（常食の飯より水分を多くして炊いた飯）を提供する場合がある。一般食は栄養素に対する特別な制限のない食事であるが，病院の食事は治療食の一環であることから，栄養管理計画に基づく栄養補給量に準じ，医師の発行する食事箋による栄養管理が原則となる。

2 特別食（特別治療食）

　特別食は，疾病の治療を目的としており，約束食事箋により栄養摂取基準が明確にされている食事である。厚生労働大臣が定める特別食を提供した場合には「特別食加算」[2]が可能となる。なお，各医療機関でのその呼称が異なっていても，実質内容が告示されたものと同等である場合は加算の対象となる。また，定めにない疾病に対する特別食の取扱いとして，減塩を必要とする患者の食事や高度肥満症に対する食事は，それぞれ腎臓食や脂質異常症食として扱うことができる[2]。

（3）栄養ケア・マネジメントに基づいた栄養補給量の算定

1）エネルギー

　栄養補給量算定の基本となるエネルギー量は，基礎代謝量，身体活動レベルから求める。一般食対象者で身体活動レベルの情報が得られない場合は，身体活動レベルⅡ（ふつう）を用い，その後，修正を加える。

　または，性，年齢，身長，体重などから基礎代謝量を推定するHB（Harris-Benedict）の式（表

表Ⅷ-36　HB（Harris-Benedict）の式

基礎エネルギー消費量(BEE)の算出	男性：66.5＋13.75W＋5.00H－6.76A 女性：655.1＋9.56W＋1.85H－4.68A 　　W：体重（kg）　　H：身長（cm）　　A：年齢
HBの式の留意点	①過大評価する可能性が高い（特に，若年者）。10～15％程度高く算定される。 ②肥満者の場合，現体重を用いると過大評価，標準体重を用いると過小評価となる。 ③重症患者には適さない（Grade Ⅰ）〈米国栄養士会JADA 2007〉。 ④肥満患者（120％標準体重以上）は，補正体重によるHBの式で計算する。 　標準体重の～119％肥満患者は，現体重でも標準体重でも可。 　補正体重＝〔（現体重（kg）－標準体重（kg））×0.25〕＋標準体重（kg）

表Ⅷ-37　活動係数と損傷係数（例）

活動係数（activity factor：AF）		損傷係数（stress factor：SF）	
寝たきり（意識障害）：1.0 寝たきり（覚醒状態）：1.1	術後 3日間	軽　度（胆嚢・総胆管切除，乳房切除）：1.2 中等度（胃亜全摘，大腸切除）：1.4 高　度（胃全摘，胆管切除）：1.6 超高度（膵頭十二指腸切除，肝切除，食道切除）：1.8	
ベッド上安静：1.2 ベッドサイドリハビリテーション：1.2～1.4		臓器障害：1.2＋1臓器につき0.2ずつ増加（4臓器以上は2.0）	
ベッド外活動：1.3 機能訓練室でのリハビリテーション：1.3～2.0		熱傷：熱傷範囲10％ごとに0.2ずつ増加（最大は2.0）	
軽労働：1.5 中～重労働：1.7～2.0		体温：1.0℃上昇ごとに0.2ずつ増加（37℃：1.2，38℃：1.4，39℃：1.6，40℃以上：1.8）	

Ⅷ-36）に，活動係数（AF：activity factor）と損傷係数（SF：stress factor）（表Ⅷ-37）を乗じた Longの式を用いる。Longの式による算出例（男性，55歳，身長170cm，体重65kg，AF 1.2（ベッド上安静），SF 1.4（中等度）の場合）を示す。

　①基礎エネルギー消費量（BEE：basal energy expenditure）の算出

　　1,438 = 66.5+13.75 × 65+5.00 × 170 − 6.76 × 55

　②総エネルギー消費量（TEE：total energy expenditure）の算出：TEE = BEE × AF × SF

　　2,416 = 1,438 × 1.2 × 1.4

2）栄養素

① **たんぱく質**：疾病を有する患者のたんぱく質の補給量は，疾病等の侵襲による損失，利用効率の低下を考慮しなければならず，内科疾患では1.1g/kg，術後では1.1～1.6g/kg，代謝亢進の状態では1.6～4.2g/kgの範囲となり，これらの数値を目安とする。あわせて，血清たんぱく質（アルブミン，トランスフェリン，トランスサイレチン，レチノール結合タンパク），窒素平衡（Nバランス）などのデータを参考にして過不足のない量とする。

② **脂質**：脂質の補給量は，エネルギー産生栄養素バランスで小児，成長期は20～30％E，30歳以上は20～25％Eが適量とされている。傷病者の場合には疾病の種類により，飽和脂肪酸（S）・一価不飽和脂肪酸（M）・多価不飽和脂肪酸（P）の割合を考慮しなければならない。炎症やアレルギーを有する場合には，細胞刺激の抑制，抗炎症作用のあるn-3系脂肪酸の利用

が好ましい。

③　**その他の栄養素**：診療ガイドラインに示されていない栄養素の補給量は，「日本人の食事摂取基準」に準じて算定する。

（4）入院時食事療養費の実際：栄養部門の収入と支出

診療報酬における栄養部門の主となる収入源は入院時食事療養制度の「入院時食事療養（Ⅰ）」と「入院時食事療養（Ⅱ）」であり，食材費算定の基本となる（表Ⅷ-38, 39，図Ⅷ-7）。

他の給食施設と同様に，食材費，人件費（栄養部職員の給与等），経費（水光熱費，調理器具・食器等の事業用消耗品，事務消耗品等），建物・備品等の減価償却費，一般管理費（管理者・事務職員等の給与など）が原価の構成とされる（表Ⅷ-40）。

食材費は，地域性，病院の規模および機能，委託の有無などにより30〜40％と，それぞれの病院で設定の幅がある。仮に入院時食事療養（Ⅰ）における食材費の構成比を35％，特別食比率を45％として設定した場合，以下の計算式により求めることができる。

①特別食加算，食堂加算がつかない場合：「1,920* × 0.35 = 672.0円」で，1日の食材費は672円となる。

②特別食加算を計上した場合：特別食は治療用特殊食品などの費用がかさむことを勘案して求め

表Ⅷ-38　患者1日1人当たりの収入

項　目	金額（円）	比率（%）
入院時食事療養収入	2,235.6	99.45
栄養食事指導収入	10.1	0.45
その他	2.3	0.10
収入合計	2,248.0	100.00

出典）日本栄養士会：栄養部門の採算性評価の実態調査（平成14年度実績）を一部改変

表Ⅷ-39　入院時食事療養の概要

算定項目	内　容	算定額
入院時食事療養（Ⅰ）	厚生労働大臣が定める基準に適合しているものとして当該保険医療機関の所在地の地方厚生（支）局長に届け出て当該基準による食事療養を行う保険医療機関に入院している患者について，当該食事療養を行ったときに，1日につき3回を限度として算定する。	1食につき640円
特別食加算	入院時食事療養（Ⅰ）の場合に算定できる。 食事箋に基づいて厚生労働大臣が定める特別食を提供したときは，1日3食を限度として加算する。	1食につき76円
食堂加算	入院時食事療養（Ⅰ）の場合に算定できる。 食堂の床面積が，当該食堂を利用する病棟にかかる病床1床当たり，0.5m²以上の場合に加算する。	1日につき50円
入院時食事療養（Ⅱ）	入院時食事療養（Ⅰ）を算定する保険医療機関以外の保険医療機関に入院している患者について，食事療養を行ったときに，1日につき3食を限度として算定する。	1食につき506円

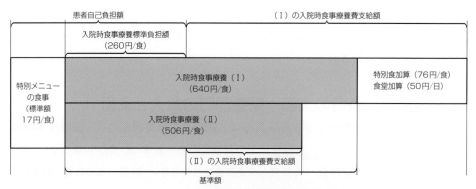

図Ⅷ-7　入院時食事療養費の基本構造

表Ⅷ-40　病院給食における原価構成例　　　　　（%）

項　目			収　入	支　出
売　上			100	
原価	食材料費			35～40
	人件費	大施設（500床以上）		30～40
		中施設（200～499床）		35～45
		小施設（200床未満）		40～50
	経費			5～10
	減価償却費			3～5
	一般管理費			8～10
利　益				3～5
計			100	100

出典）全日本病院協会資料を一部改変

ることができるが，実際には，一般食と特別食の食材費，経費を区別して算出するのは困難なため，両者を包括し，「1,920円* +（228円** ×特別食比率）×食材費の構成比」として算出する。

「(1,920円* + 228円** × 45%) × 35% = 707.9円」となり，1日の食材費は708円となる。

*入院時食事療養（Ⅰ）：640円/食×3食 = 1,920円

**特別食加算：76円/食×3食 = 228円

　一般に病院の管理部門では収入をレセプトにより算定し，支出は各部門が毎月報告する物品および食材購入費用などにより，毎月の収支状況を把握する。最終的に栄養部門の収支は年度ごとの総収入と総支出から評価することとなるが，食材費の管理を行ううえでは，季節や生鮮食品の価格変動を考慮し，月ごとの評価・改善の実施が必要となる。表Ⅷ-41に収入支出比率の例を示す。

(5) 栄養ケアプランの実際

1）栄養ケアプランの流れ

　病院における栄養ケアプランは，栄養スクリーニング・栄養アセスメントを実施し，栄養ケア

表Ⅷ-41　収入支出割合（例）

項　目	収入（%）		項　目	支出（%）
入院時食事療養	99.45		飲食材料費	33.04
栄養食事指導	0.45		人件費	44.39
その他	0.1		経　費	7
			減価償却費	3.46
			一般管理費	12.13
合　計	100		合　計	100

出典）日本栄養士会：栄養部門の採算性評価の実態調査（平成14年度実績）を一部改変

表Ⅷ-42　約束食事箋

	分　類		常食1	常食2	常食3	常食4	常食5	常食6	軟食1600
一般食	エネルギー	(kcal)	1,200	1,400	1,600	1,800	2,000	2,200	1,600
	たんぱく質	(g)	55	60	65	70	75	80	65
	脂質	(g)	28	35	40	45	50	55	35
	炭水化物	(g)	182	211	245	279	313	346	251
	食塩相当量	(g)	6g未満　　10g未満						

	分　類		E-1	E-2	E-3	E-4	E-5	E-6	E-7
エネルギーコントロール食(E)	エネルギー	(kcal)	800	1,000	1,200	1,400	1,600	1,800	2,000
	たんぱく質	(g)	50	60	60	65	70	80	90
	脂質	(g)	15	25	30	40	40	45	55
	炭水化物	(g)	116	156	172	195	240	268	286
	食塩相当量	(g)	3g未満　　6g未満　　10g未満						
	PFC比[*1]		25:17:58	24:14:63	20:23:58	19:26:56	18:23:60	18:23:60	18:25:57
	SMP比[*2]		―	―	3:4:3	3:4:3	3:4:3	3:4:3	3:4:3

	分　類		P-1[*3]	P-2	P-3	P-4 (HD)[*4]	P-5 (HD)[*4]
たんぱく質コントロール食(P)	エネルギー	(kcal)	1,600	1,800	1,800	2,000	2,200
	たんぱく質	(g)	30	40	50	60	70
	脂質	(g)	45	50	55	55	60
	炭水化物	(g)	269	298	276	316	345
	食塩相当量	(g)	3g未満　　6g未満				
	水分	(mL)	医師の指示				
	カリウム	(mg)	1,500未満	1,500未満	1,500未満	2,000以下	2,000以下
	リン	(mg)	400	500	500	たんぱく質 (g) ×15以下	たんぱく質 (g) ×15以下

	分　類		F-1	F-2	F-3	F-4
脂質コントロール食(F)	エネルギー	(kcal)	1,200	1,600	1,800	1,800
	たんぱく質	(g)	50	60	65	70
	脂質	(g)	10	20	30	40
	炭水化物	(g)	228	295	318	290

[*1] PFC比＝たんぱく質：脂質：炭水化物の割合
[*2] SMP比＝飽和脂肪酸：一価不飽和脂肪酸：多価不飽和脂肪酸の割合
[*3] CKDガイドラインに示すたんぱく質量以下の設定の場合は十分に注意が必要
[*4] HD：血液透析（hemodialysis）

ランの作成・実施，モニタリング，さらに評価・判定を行う。評価・判定に問題がある場合には，栄養ケアプランの見直しが行われる。食事の提供は，栄養補給量の基準が明確にされた約束食事箋（表Ⅷ-42）に基づいて，医師が食事箋を発行する（表Ⅷ-43）。

表Ⅷ-43　食事箋（例）

ID：		患者氏名：		身長：	cm
病棟　　　号室　□男　□女		生年月日：MTSH　　年　　月　　日		体重：	kg
主治医：	□入院　□開始　□変更　□絶食　□欠食　□外泊転室　□退院				
1．主病名：					
2．特別食病名：					
食事開始：　　年　　月　　日（□朝　□昼　□夕）食より 退　　院：　　年　　月　　日（□朝　□昼　□夕）食まで					
欠食期間：　　月　　日（□朝　□昼　□夕）食から 　　　　　　　月　　日（□朝　□昼　□夕）食まで					
主食区分：　□米飯　□全粥　□七分粥　□五分粥　□三分粥　□流動					
副食区分：　□常菜　□軟菜　□軟々菜　□刻み食　□ブレンダー（ミキサー）食					
□　Ⅰ　普通食 1）常　　食：　1．普通食　2．高齢者食　3．産後食　4．小児食 2）軟菜食・流動食：　1．軟菜食　2．全粥食　3．七分粥食　4．五分粥食　5．三分粥食　6．流動食					
□　Ⅱ　特別食（□加算　□非加算） 1．糖尿病食　2．脂質異常症食　3．肥満食　4．痛風食　5．腎臓食（□P1□P2□P3）　6．肝臓食 7．膵臓食　8．潰瘍食　9．心臓食　10．貧血食　11．経管栄養食　12．検査食（　　　　　　　） 13．高血圧食（非加算）　14．その他（　　　　　　　） ＊塩分：　□6g　□4g　□3g　　　　備考（　　　　　　　　　　　　　　　　　　）					

2）献立の展開

　献立の展開の留意点は，作業効率，食材費の増大を避けることである。基本献立で作成した料理をなるべく多くの食種に展開できるように，調理法，食品選択，料理数などについて変更しやすい工夫が必要となる。展開先の献立では食品の変更もしくは付加の範囲で展開が可能であれば，調理作業の複雑化を軽減できる。

① 常食（基本献立）

　主食の形態は米飯であり，健常人の日常食に近い食事内容となる。栄養補給量は栄養摂取基準に準じ，必要なエネルギー量，栄養素量を十分に供給する。

② 全粥食・分粥（軟食）への展開

　常食よりやわらかくつくられた食事で，献立は常食より展開する。主食の形態は基本的に精白度の高い米を使用した粥とする。副食は主食に相応してやわらかい形態とし，消化されやすく低残渣で，脂質含量の少ない食品を選択する。

　① **食品**：たんぱく源は，白身魚，鶏肉（皮無し，ささみ），豆腐，卵，豚・牛肉（赤身），乳製品（低脂肪のもの）を使用する。その他の食品としては，野菜は繊維の多いものを避け，刺激の強い香辛料なども控える。

　② **調理法**：主食の状態に鑑み，煮る，蒸す，茹でるなどが適する。また，食品の大きさ（切り方）を考慮する。

　③ **分粥食への展開**：主食の粥は，米から炊く場合と，全粥と重湯の割合（表Ⅷ-44）により，全粥→七分粥→五分粥→三分粥→一分粥のように展開する場合がある。主菜の形態は，五分粥

表Ⅷ-44　粥の種類

種　類	米と水の割合				重湯と粥の割合	
	米 (g)	水 (mL)	でき上がり重量（g）	でき上がり重量に対する米の割合（%）	全粥 (%)	重湯 (%)
重　湯					0	100
一分粥					10	90
三分粥	70	1,200	1,000	7	30	70
五分粥	100	1,200	1,000	10	50	50
七分粥	150	1,200	1,000	15	70	30
全　粥	200	1,200	1,000	20	100	0

では，ほぐす，刻む，つぶす，三分粥では，すりながす，ブレンダーにかけるなど，分粥に合わせた形態とする。

③ エネルギーコントロール（E）食への展開

軟食より展開し，エネルギー産生栄養素バランスは総摂取エネルギー量に対して，たんぱく質：15〜20％E，脂質：20〜25％E，炭水化物：55〜65％Eが適当である。

④ たんぱく質コントロール（P）食への展開

低たんぱく質，減塩，カリウムとリン制限，水分制限（CKDステージによる）を行う。

① **エネルギー源**：でんぷん類，油脂類，砂糖類などにより，十分なエネルギーの確保を行う。

② **たんぱく質**：動物性たんぱく質比率を高くし，良質なたんぱく質の供給が重要となる。

③ **カリウム**：野菜，いも，果物，海藻はカリウム含量の多い食品であり，使用量に注意する。果物は缶詰とし，シロップは使用しない。

④ **リン**：乳製品，卵，ピーナツはリン含量の多い食品であり，使用量に注意する。

⑤ **塩分**：塩分制限を基本とするため，漬物，つくだ煮，塩蔵品，汁物の使用は控え，香辛料，酸味，香味野菜などを活用する。

⑥ **治療用特殊食品**：低たんぱく質の治療用特殊食品は数多く市販されており，主食，副食，デザートなどがある。主食となる米飯は，たんぱく質含量が普通米の1/25量など極端に少ない製品もあり，3食使用でも0.6g程度である。低たんぱく質製品の主食を利用する目的は，主食で減らした分のたんぱく質を動物性たんぱく質へ振り替えることにより，主菜の肉・魚の使用量を増やすためである。

⑤ 脂質コントロール（F）食への展開

軟食より展開し，油を使う調理法は避け，白身魚，鶏ささみなどの脂質含量の少ないものを選ぶ。

3）栄養管理の実際

給食の想定条件（E病院の例）を，表Ⅷ-45に示す。

4）栄養管理業務に必要な帳票・書類

栄養管理業務で必要となる帳票・書類は，診療報酬支払に対する根拠，医療行為の評価や治療計画への活用，医療監視（行政機関の行う業務遂行の適正調査）の対応など，整備の義務，保管期間が

表Ⅷ-45　病院給食の想定条件（ワークシート2.5）

条件項目	例
施設の種類	療養型病床併設病院
病床数	220床（一般病棟：180床，療養病棟：40床）
特別食比率	40%
栄養管理方法	主成分別栄養管理
配膳システム	中央配膳方式（温冷配膳車）
献立の種類	一般食：常食，軟食 特別食：E-4（エネルギーコントロール食），P-2（たんぱく質コントロール食）， 　　　　F-3（脂質コントロール食）
食品構成	表Ⅷ-46
献立の展開例	表Ⅷ-47（常食→軟食→E食→P食→F食）
食材費	（1,920円＋228円×45%）×35%＝708円/日 （入院時食事療養（Ⅰ）3食＋特別食加算3食×特別食比率）×原価率
施設・設備	設備：食器の消毒設備 食器：メラミン（温冷配膳車対応）食器
食事環境	病室，食堂
実習生 （給食従事者数）	管理栄養士担当：3人 調理員担当：15人

表Ⅷ-46　食品構成表（帳票No.27-2）　　　　　　　　　　　　　　　(g)

食品	常食4	軟食	E-4	P-2	F-3	食品	常食4	軟食	E-4	P-2	F-3
魚介類生 魚介類干	60	50	60	60	60	大豆 大豆製品 味噌 その他の豆	50 15	50 12	60 10	40 6	50 10
獣鳥肉	60	50	50	50	40	油脂類	15	10	14	30	10
牛乳 乳製品	200	200	200	50	200	堅果類					
卵	50	50	50	25	25	砂糖 粉あめ しょうゆ 食塩 調味料	15 20 3 10	15 20 2 10	10 15 2 10	10 20 15 2 5	25 20 2 10
緑黄色野菜 淡色野菜 乾燥野菜 野菜漬物	100 250	100 250	100 250 2	50 150	100 250	菓子，嗜好飲料					
海藻類	6	6	6		6	低たんぱく米* （1/25）				450	
さつまいも じゃがいも その他のいも	10 25 20	10 25 20	5 20 20	20 20 10	20 25 20	合　計					
柑橘類 その他の果物	25 45	25 45	50 80	25 25	25 45	エネルギー(kcal) たんぱく質(g) 脂質（g） 炭水化物(g)	1,800 70 45 279	1,600 65 35 251	1,400 65 40 195	1,800 50 55 276	1,800 65 30 318
米 小麦粉 大麦雑穀	240 20	210 20	150 20	10	270 20						

*低たんぱく米：たんぱく質量　1/25（100g中たんぱく質量　0.1g，エネルギー量　164kcal）

表VIII-47　病院給食における献立の展開（ワークシート7）

区分	常食 (1,800kcal) 献立名／食品名	重量(g)	軟食 (1,600kcal) 献立名／食品名	重量(g)	E-4 (1,400kcal) 献立名／食品名	重量(g)	P-2 (1,800kcal) 献立名／食品名	重量(g)	F-3 (1,800kcal) 献立名／食品名	重量(g)
朝食	ご飯		おかゆ		ご飯		ご飯		ご飯	
	精白米	75	精白米	65	精白米	50	低タンパクごはん	180	精白米	90
	炒り豆腐		炒り豆腐		炒り豆腐		炒り豆腐		炒り豆腐	
	豆腐	70	豆腐	70	豆腐	70	豆腐	70	豆腐	70
	にんじん	10	にんじん	10	にんじん	10	にんじん	10	にんじん	10
	長ねぎ	15	長ねぎ	15	長ねぎ	15	長ねぎ	15	長ねぎ	15
	干し椎茸	1	干し椎茸	1	干し椎茸	1	干し椎茸	1	干し椎茸	1
	植物油	3	植物油	3	植物油	3	植物油	3	植物油	3
	砂糖	4	砂糖	4	砂糖	4	砂糖	4	砂糖	4
	しょうゆ	6	しょうゆ	6	しょうゆ	6	しょうゆ	4	しょうゆ	6
	ごま油	1	ごま油	1	ごま油	1	ごま油	2	ごま油	1
	辛し和え		野菜煮浸し		野菜煮浸し		辛し和え		野菜煮浸し	
	もやし	40	かぶ	50	かぶ	50	もやし	40	かぶ	50
	小松菜	20	にんじん	10	にんじん	10	小松菜	20	にんじん	10
	粉カラシ	0.2	砂糖	1.5	砂糖	1.5	粉カラシ	0.2	砂糖	1.5
	しょうゆ	3	しょうゆ	4	しょうゆ	4	しょうゆ	3	しょうゆ	4
	果物		果物		果物		果物		果物	
	りんご	40	もも缶詰	60	りんご	60	もも缶詰	60	もも缶詰	60
	牛乳		牛乳		牛乳				ヨーグルト	
	牛乳	200	牛乳	200	牛乳	200			低脂肪ヨーグルト	100
昼食	ご飯		おかゆ		ご飯		ご飯		ご飯	
	精白米	75	精白米	65	精白米	50	低タンパクごはん	180	精白米	90
	ムニエル		煮魚おろしかけ		煮魚おろしかけ		ムニエル		煮魚おろしかけ	
	さけ	70	ぶり	60	ぶり	60	さけ	60	さば	60
	小麦粉	5	出し汁	30	出し汁	30	小麦粉	5	出し汁	30
	塩	0.7	みりん	3	みりん	3	塩	0.7	みりん	3
	コショウ	0.1	しょうゆ	5	しょうゆ	5	コショウ	0.1	しょうゆ	5
	植物油	3	しょうが	1	しょうが	1	植物油	3	しょうが	1
	バター	3	大根	60	大根	60	バター	3	大根	60
	ほうれん草ソテー		焼きしし唐		焼きしし唐		焼きしし唐		焼きしし唐	
	ほうれん草	40	しし唐	15	しし唐	15	しし唐	15	しし唐	15
	植物油	2	植物油	1	植物油	1	植物油	1	植物油	1
	バター	2								
	塩	0.3								
	コショウ	0.1								
	バターソース									
	レモン汁	8								
	バター	3								
	刻みレタス									
	レタス	16								
	くるみ酢和え		くるみ酢和え		くるみ酢和え		くるみ酢和え		くるみ酢和え	
	はるさめ	8	はるさめ	8	はるさめ	8	はるさめ	8	はるさめ	8
	きゅうり	20	きゅうり	20	きゅうり	20	きゅうり	20	きゅうり	20
	にんじん	10	にんじん	10	にんじん	10	にんじん	10	にんじん	10
	ムキくるみ	2	ムキくるみ	2	ムキくるみ	2	ムキくるみ	2	ムキくるみ	2
	塩	0.5	塩	0.5	塩	0.5	塩	0.5	塩	0.5
	酢	8	酢	8	酢	8	酢	8	酢	8
	砂糖	3	砂糖	3	砂糖	3	砂糖	3	砂糖	3
	しょうゆ	1	しょうゆ	1	しょうゆ	1	しょうゆ	1	しょうゆ	1
	オクラのお浸し		オクラのお浸し		オクラのお浸し		オクラのお浸し		オクラのお浸し	
	オクラ	30	オクラ	30	オクラ	30	オクラ	30	オクラ	30
	鰹節	0.3	鰹節	0.3	鰹節	0.3	鰹節	0.3	鰹節	0.3
	出し汁	5	出し汁	5	出し汁	5	出し汁	5	出し汁	5
	しょうゆ	3	しょうゆ	3	しょうゆ	3	しょうゆ	3	しょうゆ	3
	フルーツヨーグルト		フルーツヨーグルト		フルーツヨーグルト		ヨーグルト		フルーツヨーグルト	
	ヨーグルト	80	ヨーグルト	80	ヨーグルト	80	ヨーグルト	80	ヨーグルト	80
	みかん缶詰	30	みかん缶詰	30	みかん缶詰	30	粉あめ	15	みかん缶詰	30
夕食	ご飯		おかゆ		ご飯		ご飯		ご飯	
	精白米	75	精白米	65	精白米	50	低タンパクごはん	180	精白米	90
	肉みそ焼き		肉みそ焼き		肉みそ焼き		肉みそ焼き		肉みそ焼き	
	豚ロース	60	豚ロース	60	豚ロース	60	豚ロース	60	豚ロース	60
	淡色辛みそ	6	淡色辛みそ	6	淡色辛みそ	6	淡色辛みそ	6	淡色辛みそ	6
	砂糖	3	砂糖	3	砂糖	3	砂糖	3	砂糖	3
	しょうゆ	2	しょうゆ	2	しょうゆ	2	しょうゆ	2	しょうゆ	2
	清酒	5	清酒	5	清酒	5	清酒	5	清酒	5
	植物油	3	植物油	3	植物油	3	植物油	3	植物油	3
	蒸しキャベツ		蒸しキャベツ		蒸しキャベツ		蒸しキャベツ		蒸しキャベツ	
	キャベツ	50	キャベツ	50	キャベツ	50	キャベツ	30	キャベツ	50
	ひじき炒り煮		ひじき炒り煮		ひじき炒り煮		揚げなすの煮浸し		ひじき炒り煮	
	干しひじき	8	干しひじき	8	干しひじき	8	なす	70	干しひじき	8
	焼きちくわ	10	焼きちくわ	10	焼きちくわ	10	植物油	7	焼きちくわ	10
	にんじん	5	にんじん	5	にんじん	5	出し汁	40	にんじん	5
	油揚げ	4	油揚げ	4	油揚げ	4	みりん	6	油揚げ	4
	糸こんにゃく	30	糸こんにゃく	30	糸こんにゃく	30	しょうゆ	4	糸こんにゃく	30
	砂糖	3	砂糖	3	砂糖	3	カレー粉	0.3	砂糖	3
	しょうゆ	6	しょうゆ	6	しょうゆ	6			しょうゆ	6
	植物油	3	植物油	3	植物油	3			植物油	3
	かきたま汁		かきたま汁		かきたま汁		みかん寒天		二色浸し	
	鶏卵	20	鶏卵	20	鶏卵	20	みかん缶詰	30	ほうれん草	40
	三つ葉	3	三つ葉	3	三つ葉	3	粉寒天	1	もやし	20
	出し汁	150	出し汁	150	出し汁	150	砂糖	20	しょうが	1
	清酒	2	清酒	2	清酒	2	水	50	しょうゆ	3
	塩	0.8	塩	0.8	塩	0.8				
	しょうゆ	2	しょうゆ	2	しょうゆ	2				
	でんぷん	1	でんぷん	1	でんぷん	1				
	エネルギー (kcal)	1,806	エネルギー (kcal)	1,600	エネルギー (kcal)	1,427	エネルギー (kcal)	1,858	エネルギー (kcal)	1,805
	たんぱく質 (g)	67.9	たんぱく質 (g)	66.2	たんぱく質 (g)	61.2	たんぱく質 (g)	40.4	たんぱく質 (g)	63
	脂質 (g)	56.6	脂質 (g)	41.4	脂質 (g)	42.7	脂質 (g)	50.1	脂質 (g)	31
	塩分 (g)	7.5	塩分 (g)	7	塩分 (g)	7	塩分 (g)	5	塩分 (g)	6.3
	SMP比		SMP比		SMP比		SMP比		SMP比	2.5：3.0：4.5
	カリウム (mg)		カリウム (mg)		カリウム (mg)		カリウム (mg)	1,400	カリウム (mg)	
	リン (mg)		リン (mg)		リン (mg)		リン (mg)	580	リン (mg)	

表Ⅷ-48　病院の栄養管理業務に必要な帳票・書類

業務内容	必要な帳票・書類
栄養スクリーニング・アセスメント	栄養管理計画書
食事の種類の決定	一般食・特別食約束食事箋
栄養基準量・食品構成表	一般食・特別食約束食事箋，食品構成表
献立表	一般食・特別食予定献立表，使用食品日計表
食数関係	食事箋，食事伝票
発注書関係	発注伝票，給食材料受払簿
食品の検収・保管関係	衛生管理記録簿，納品伝票
調理指示書	一般食・特別食実施献立表 衛生管理記録簿（調理温度，冷蔵庫温度，調理室温度湿度簿）
検食，保存食	検食簿（医師，栄養士他）
栄養管理記録簿	モニタリング記録表
事務業務	病院給食栄養報告書（定期），職員健康診断結果・検便結果表，嗜好調査票，栄養管理委員会記録簿，入院時食事療養（Ⅰ）実施状況報告書，出勤簿
栄養指導関係	栄養指導指示箋，栄養食事指導報告書（入院・外来・訪問）
栄養サポートチーム関係	栄養治療実施計画書（栄養治療実施報告書）
必ず備えるべき帳票からの除外*	提供食数（日報・月報等），患者入退院簿，喫食調査，患者年齢構成表，給与栄養目標量，食料消費日計表，食品納入・消費・在庫等に関する帳簿

*令和2年診療報酬改定「入院時食事療養費に係る帳票等の見直し」において，「医療従事者の負担軽減および業務の効率化の観点から，入院時食事療養費で求めている帳票等について，電子的データでの保管及び，患者毎に個別に栄養管理が実施されている場合に必ず備えるべき帳票から除外する見直しを行う」とされた。

定まっている。各種帳票の記載に当たっては，原則としてペンまたはボールペン（消去不可のもの）を使用し，修正する場合は二重線で取り消す。主な書類の一覧を表Ⅷ-48に示す。

（6）食事提供に対する責任：インシデント・アクシデント報告

　十分に注意を払った業務の中でも，患者の身に影響を及ぼすミスが起きることがある。その前に対処したとしても，ミスの繰り返しにより重大な事故が発生する危険性がある。また，患者に対してだけではなく，医療従事者に対しても同様のことがいえる。総務省は，平成16年の医療法施行規則改定で，診療所を含む医療機関に対し施設規模に応じた医療安全対策を求めた[3]。

　医療業務に内在する問題を顕在化し，医療従事者の共通認識による再発防止を目的として，「インシデント・アクシデント報告書」（表Ⅷ-49）を作成し，病院の安全管理者に提出する。この報告書は，事象の背景を探り，改善に向けて組織全体で考え，改善への取り組みを行うことが趣旨であり，「誰が事象を起こした」ではなく，「何が起こったのか」を重視するものである。

① **アクシデント**：医療行為や管理面において発生する人身事故の事例を指す。対象は患者のみならず，医療従事者が被害者である場合も含む。また，院内施設利用で発生したけがなどのように，医療行為とは直接関係しないものも含む。

表VIII-49　病院給食施設のインシデント・アクシデントレポート（帳票No.21）

インシデント・アクシデント報告書

報告書種類	□インシデント　　□アクシデント	院長	事務部長	リスク委員長	看護部長	所属長
影響度レベル	□0a　□0b　□0c　□1 □2a　□2b　□3a　□3b　□4　□5					

	発生日時	年　　月　　日　曜日　　時　　分	報告者氏名	

	発見者	□当事者　□当事者以外の職員　□患者本人　□他の患者　□患者家族

当事者	経験年数	□1年未満　□1～2年未満　□2～3年未満　□3～4年未満　□4～5年未満　□5～10年未満　□10年以上
	部署経験年数	□1年未満　□1～2年未満　□2～3年未満　□3～4年未満　□4～5年未満　□5～10年未満　□10年以上
	職　種	□医師　□看護師　□准看護師　□介護福祉士　□看護補助者　□リハビリスタッフ　□薬剤師　□栄養士 □調理師　□放射線技師　□臨床検査技師　□事務　□その他（　　　　　　　　　　　）
	心身状態	□普通　□疲労　□睡眠不足　□体調不良　□イライラ　□動揺　□焦り　□その他
	勤務状態	□普通　□他に注意が集中　□複雑業務同時進行　□業務中断再開　□業務繁忙

患者	氏名		□男　□女	歳	病棟	
	主病名				入院からの日数	日

発生場所	□病室　□廊下　□トイレ　□浴室　□食堂　□レントゲン室　□診察室　□検査室 □NS　□手術室　□リハ室　□栄養室　□厨房　□薬局　□事務室　□その他（　　　　　　　）

発生の状況と 直後の対応	

患者家族への 説明内容	月　　日　　時　　分頃　　　　説明を受けた方（　　　　　　　　　　　　）　□電話　□来院

報告時間	□主治医または当直医（　　月　　日　　時　　分）　□所属長（　　月　　日　　時　　分） □リスク委員長　　（　　月　　日　　時　　分）　□病院長（　　月　　日　　時　　分）

今後の対策 （リスクマネー ジャ意見）	

食　事	□患者間違い　　□誤嚥・誤飲　　□異物混入　　□指示と食事内容の違い □検査のための遅食・欠食　□その他（　　　　　　　　　　　　）

発生の原因
1．不適切な指示　□手書き指示・指示変更などの間違い　□院外処方　□検査伝票・輸血伝票・ラベルの誤記
　　　　　　　　□その他（　　　　　　　　　　）
2．確認不足　□指示表・処方箋で確認せず　□ラベル確認せず　□ベッドネーム・リストバンドで患者を確認せず
　　　　　　　□ダブルチェックせず　□疑問に思ったが確認せず　□思い込み・勘違い
　　　　　　　□正しい確認方法を知らなかった　□その他（　　　　　　　　）
3．指示の見落としなど　□指示の見落とし　□指示の見誤り　□その他（　　　　　　　　　）
4．患者観察の不足　□手術・処置・検査中あるいは前後の状態　□投薬・輸血中あるいは直後の状態　□その他（　　　　　）
5．説明不足　□
6．避けられない偶発症　□

マニュアルとの関連　□不慣れ・不手際　□手順に従っていなかった　□手順がなかった　□手順に従っていた

【リスク委員チェック】　緊急性　□あり　□なし　　リスクの重大性　□あり　□なし　　頻度　□多い　□少ない

② **インシデント**：医療行為や管理面で，間違いを事前に発見し，誤った行為があっても患者等に直接の害が及ばなかった事例を指す。「ヒヤリ・ハット」などと表現する場合もある。

<引用文献>
1）厚生労働省：入院時食事療養及び入院時生活療養の食事の提供たる療養の基準等に係る届出に関する手続きの取扱いについて（令和2年3月5日保医発0305第13号）
2）厚生労働省：入院時食事療養費に係る食事療養及び入院時生活療養費に係る生活療養の実施上の留意事項について（令和2年3月5日保医発0305第14号）
3）総務省：医療事故に関する行政評価・監視結果に基づく勧告（平成16年3月）

〔編著者〕

石田裕美　序章, I-1, V
女子栄養大学栄養学部 教授

〔著　者〕（執筆順）

縄田敬子　I-2, II, IV-4
相模女子大学栄養科学部 准教授

堀端　薫　III, IV-2, V, VI
女子栄養大学栄養学部 准教授

髙橋孝子　IV-1・3・5
大阪公立大学生活科学部 准教授

辻ひろみ　VII
東洋大学食環境科学部 教授

平澤マキ　VIII-1
前 淑徳大学看護栄養学部 教授

佐々木ルリ子　VIII-2
宮城学院女子大学生活科学部 教授

亀田明美　VIII-3
郡山女子大学家政学部 准教授

金光秀子　VIII-4
山形県立米沢栄養大学健康栄養学部 教授

寒河江豊昭　VIII-5
山形県立米沢栄養大学健康栄養学部 教授

改訂 給食経営管理論実習

2017年（平成29年）4月10日　初版発行～第5刷
2022年（令和4年）4月15日　改訂版発行
2023年（令和5年）2月10日　改訂版第2刷発行

編 著 者　　石　田　裕　美
発 行 者　　筑　紫　和　男
発 行 所　　株式会社 建帛社
　　　　　　　　KENPAKUSHA

〒112-0011　東京都文京区千石4丁目2番15号
TEL（03）3944－2611
FAX（03）3946－4377
https://www.kenpakusha.co.jp/

ISBN 978-4-7679-0713-0　C3047　　　　壮光舎印刷／ブロケード
©石田裕美ほか，2017，2022．　　　　　Printed in Japan
（定価はカバーに表示してあります。）